Ingrid Gottstein und Ute Müller

Im Krankenhaus und Pflegeheim

Mit Bilder-Sprache durch den Alltag

VON LOEPER LITERATURVERLAG

Bibliographische Information der Deutschen Bibliothek
Die Deutsche Bibliothek verzeichnet diese Publikation in der Deutschen Nationalbibliographie; detaillierte bibliographische Daten sind im Internet unter http://dnb.ddb.de abrufbar.

Gerne senden wir Ihnen kostenlos ausführliche Informationen zu unserem Verlagsprogramm zu und informieren Sie regelmäßig über wichtige Neuerscheinungen zum Thema. (Adresse siehe unten)

Wichtiger Hinweis
Ausführliche Zusatzinformationen zu diesem Buch und zum Verlag finden Sie im Internet unter
www.vonLoeper.de

Originalausgabe
1. Auflage 2020 - xx-0820-LL

Gesamtherstellung und Vertrieb
Ariadne Buchdienst,
Daimlerstr. 23 B, 76185 Karlsruhe
Tel.: (0721) 464729-0
Fax: (0721) 464729-099
E-Mail: info@vonLoeper.de
Internet: www.vonLoeper.de

ISBN 978-3-86059-263-2

Im Krankenhaus und Pflegeheim

Mit Bilder-Sprache durch den Alltag

Die Bilder-Sprache dient als unterstützende Kommunikation für das Personal und die Patient*innen im Krankenhaus und die Bewohner*innen im Pflegeheim.
Sie erleichtert für alle die ärztlichen Aufgaben, die Heilmaßnahmen und die Pflege.

Bilder-Sprache wird eingesetzt bei …

… kleinen und großen Menschen, denen der Krankenhaus-Alltag fremd ist und Angst macht

… älteren Menschen mit schwachem Kurz- und Langzeitgedächtnis

… Schwerhörigkeit

… Gehörlosigkeit

… motorischen Sprachschwierigkeiten

… intubierten Patient*innen

… Menschen mit geistiger, neurologischer oder psychischer Beeinträchtigung

… Patient*innen mit keinen oder mangelnden Deutschkenntnissen

7 Personal
Arzt-Gespräch
Wie geht es Ihnen?

10 Symptome
Menschen – Körper
Organe

15 Untersuchungen

18 Therapien

20 Hilfsmittel

21 Allergien

22 OP-Vorbereitung

24 Pflege

26 Bekleidung

30 Getränke

31 Essen, Frühstück
Ernährungs-Weise,
Beilagen, Gemüse, Obst
Süßes

39 Tages-Zeiten – Uhr-Zeiten

40 Nützliche Symbole
Krankenzimmer
Fortbewegung

42 ABC-Tafel

43 Zahlen und
Maßeinheiten

44 Eigene Bilder

Arzt

Ärztin

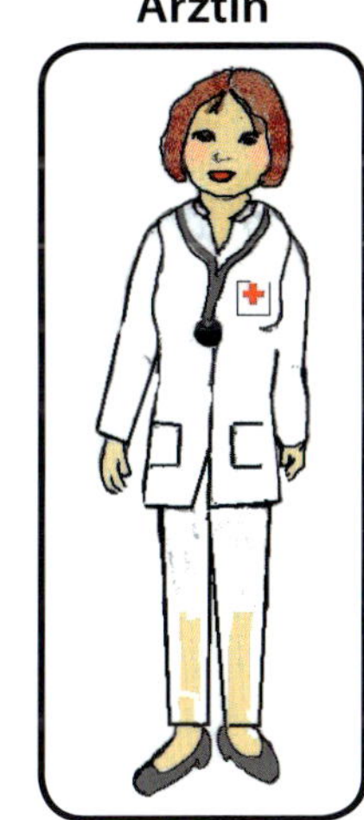

Schwester

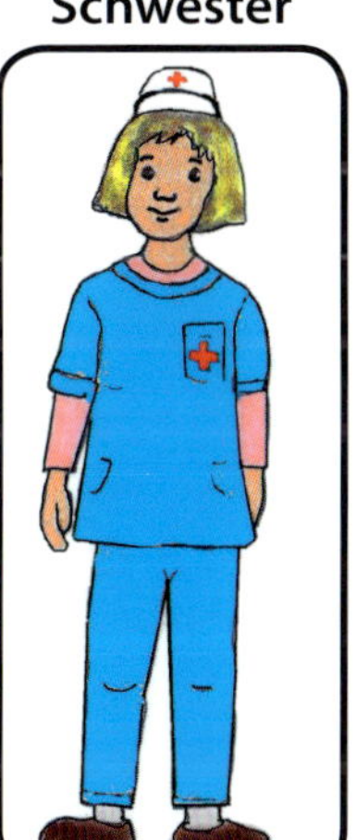

Pfleger

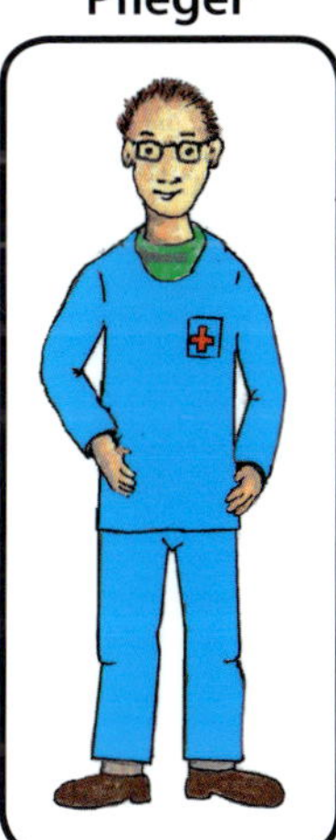

Arzt-Gespräch

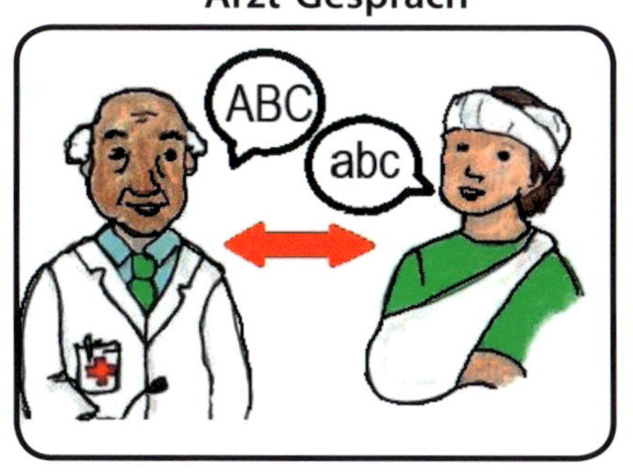

Kranken-
Versicherungs-Karte

Arzt-Brief

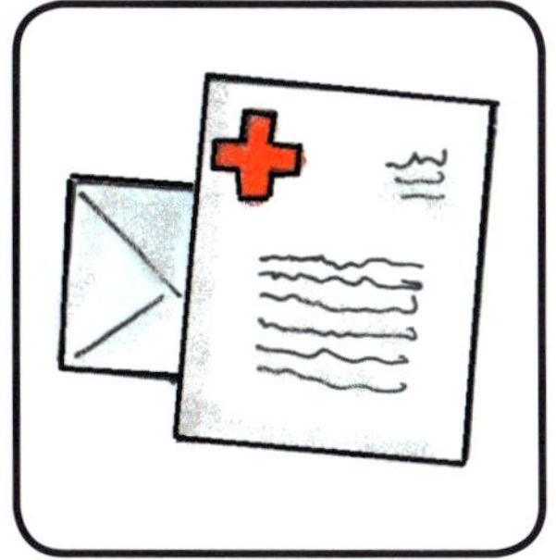

sehr gut

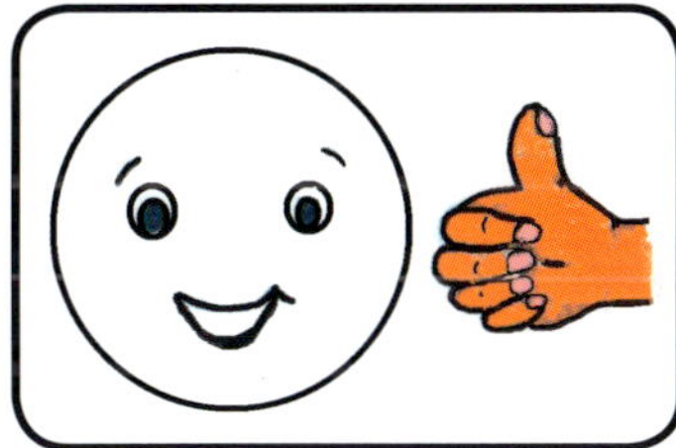

gut

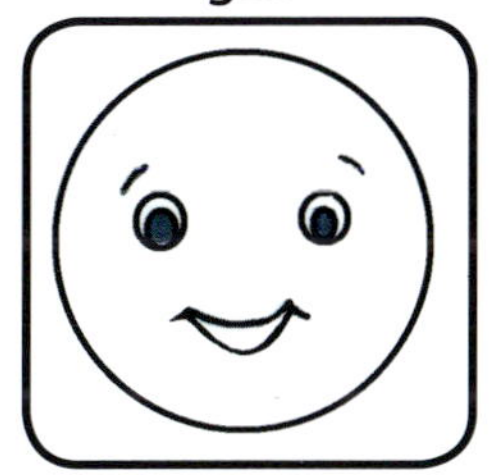

geht so

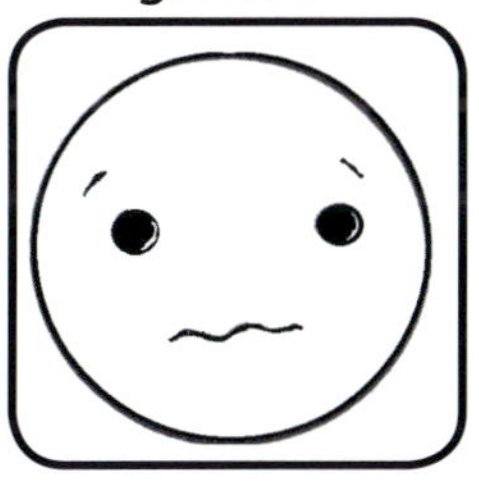

schlecht

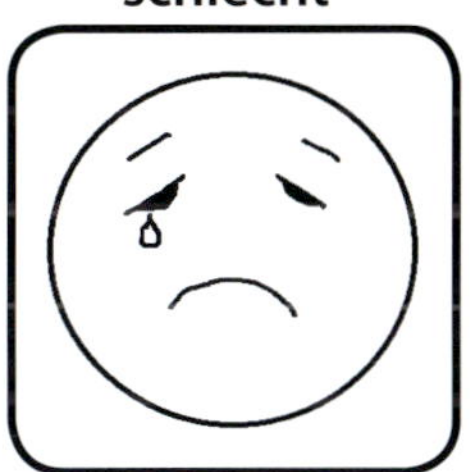

sehr schlecht

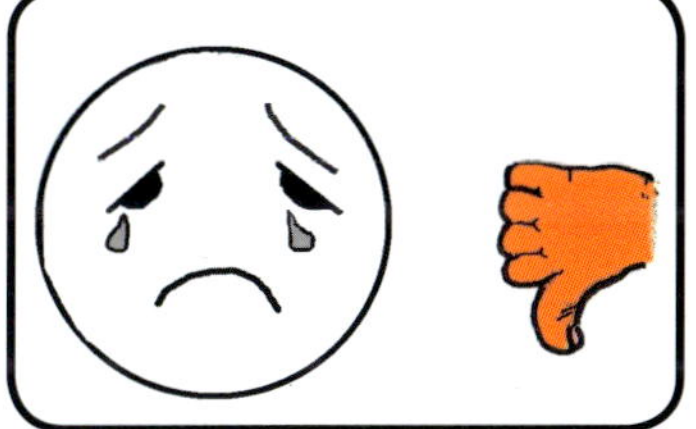

Symptome

Fieber

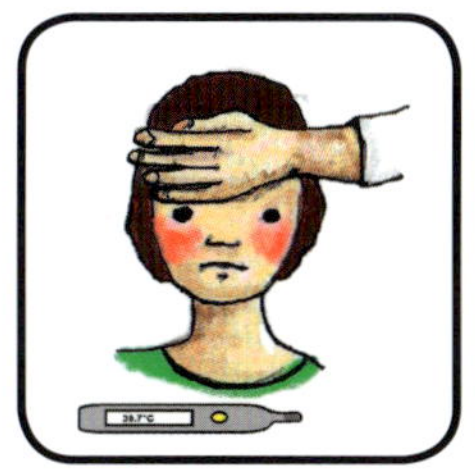

Schwindel

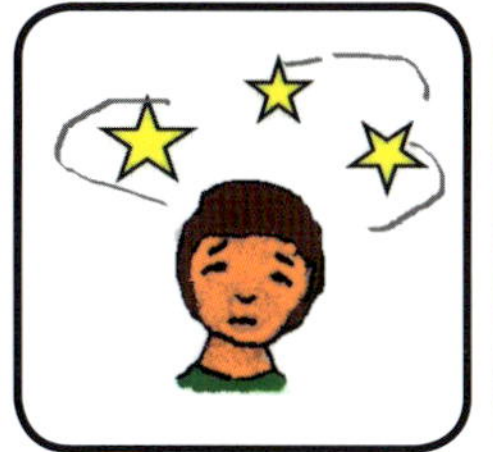

Schmerzen

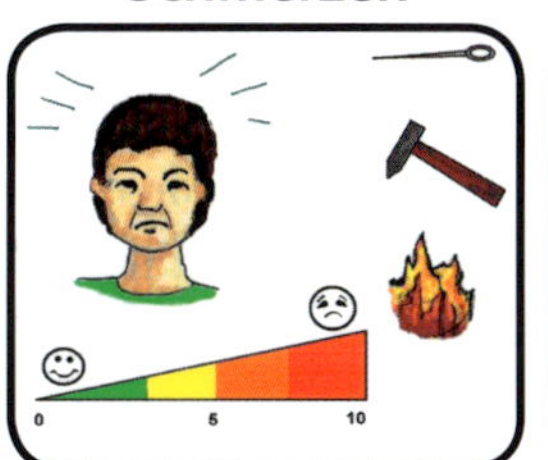

Schlaf-Probleme

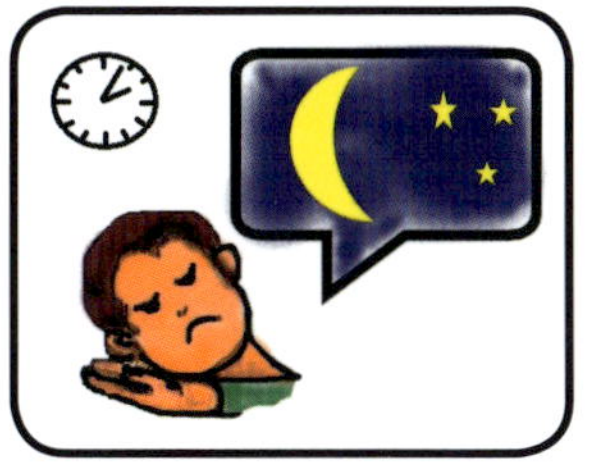

Übelkeit

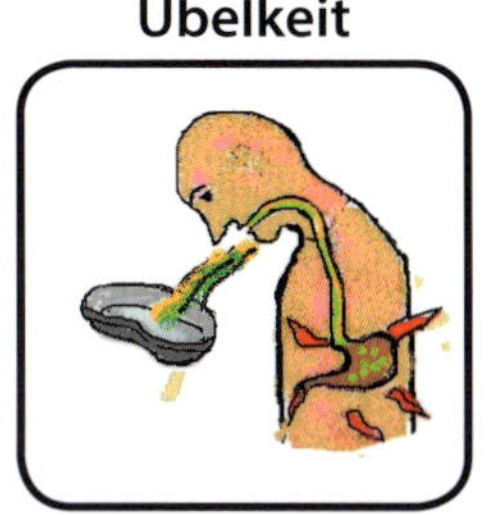

Durchfall

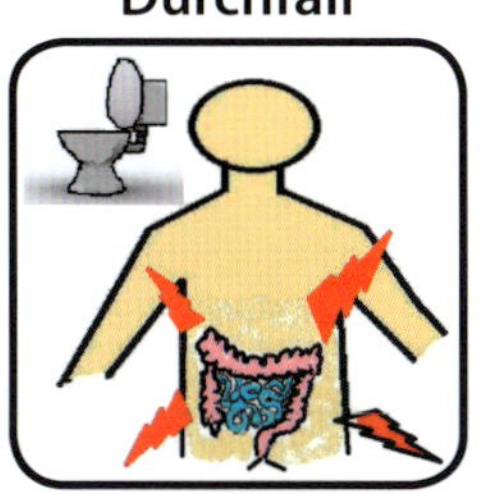

Hautausschlag

Gewicht

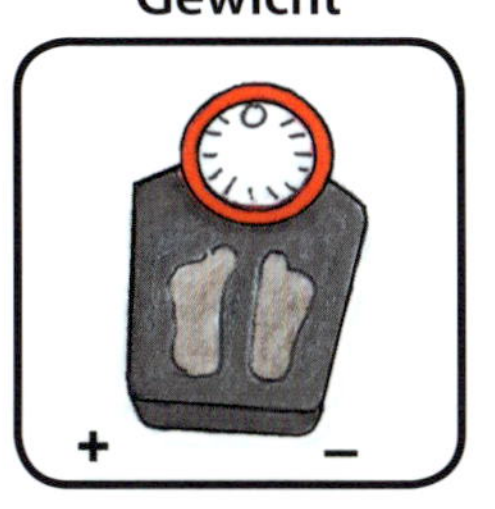

Mann vorne

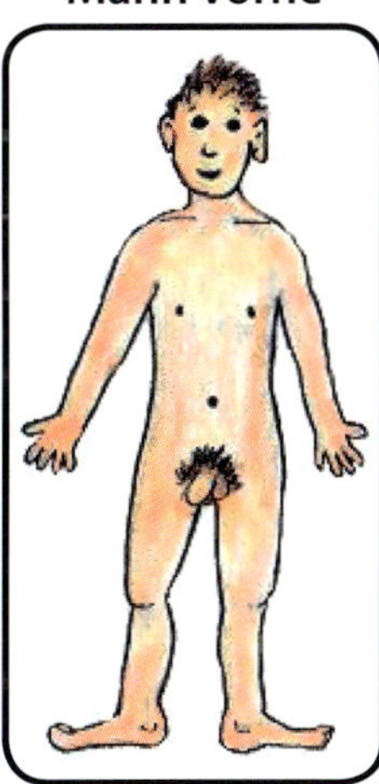

Mann hinten

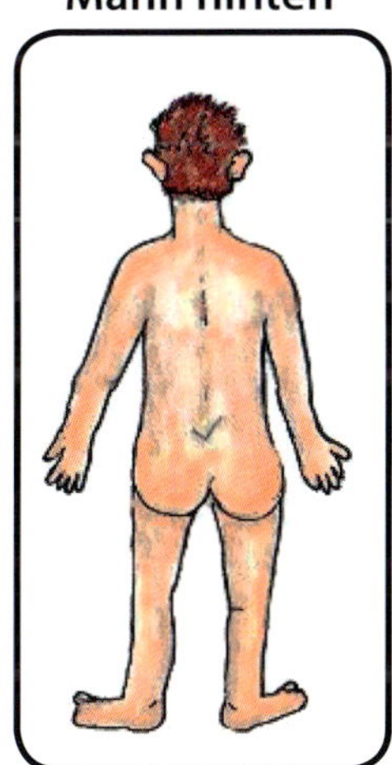

Frau vorne

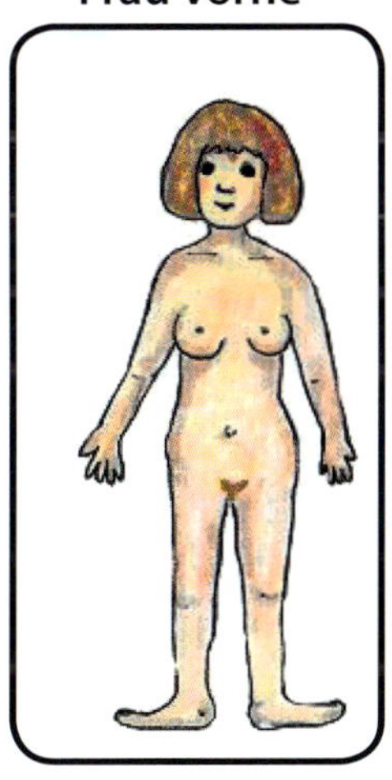

Frau hinten

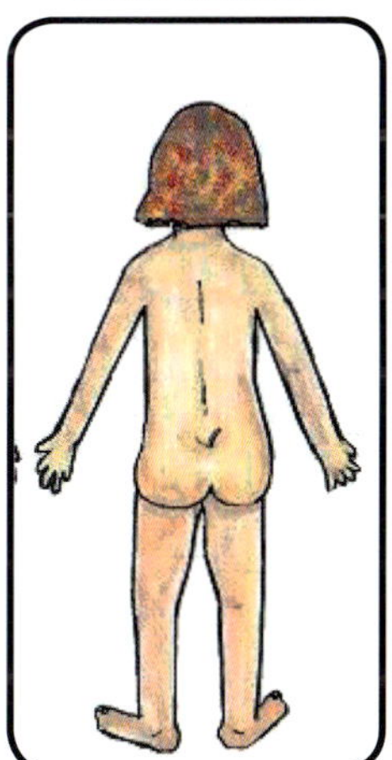

Menschen –
Körper

Schwanger

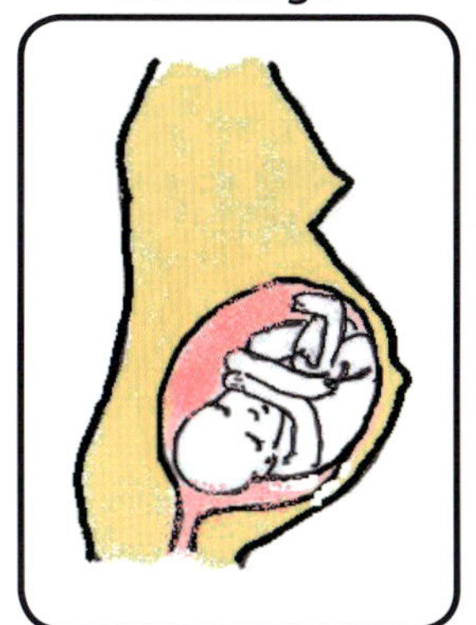

Baby

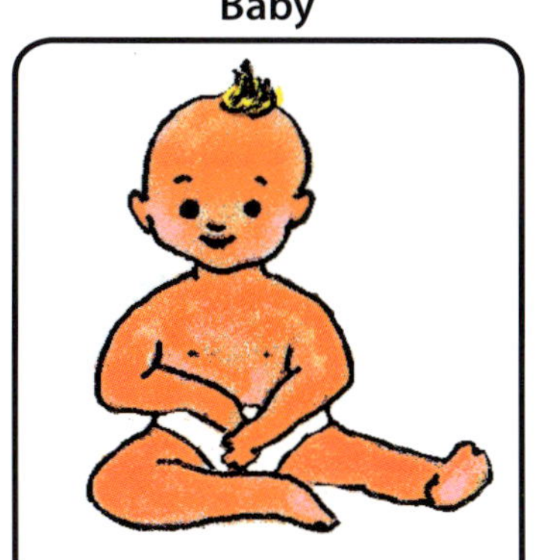

Junge

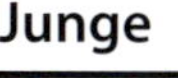

Mädchen

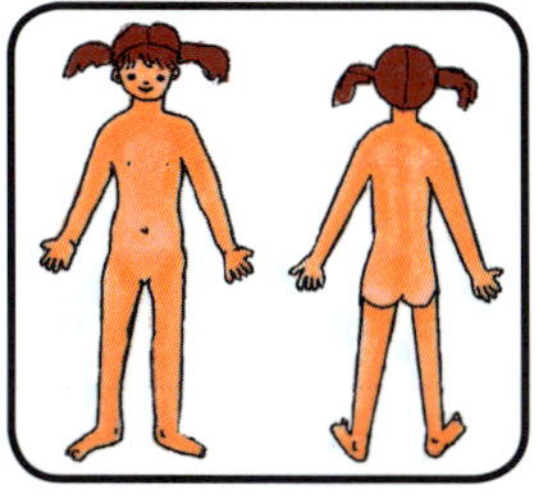

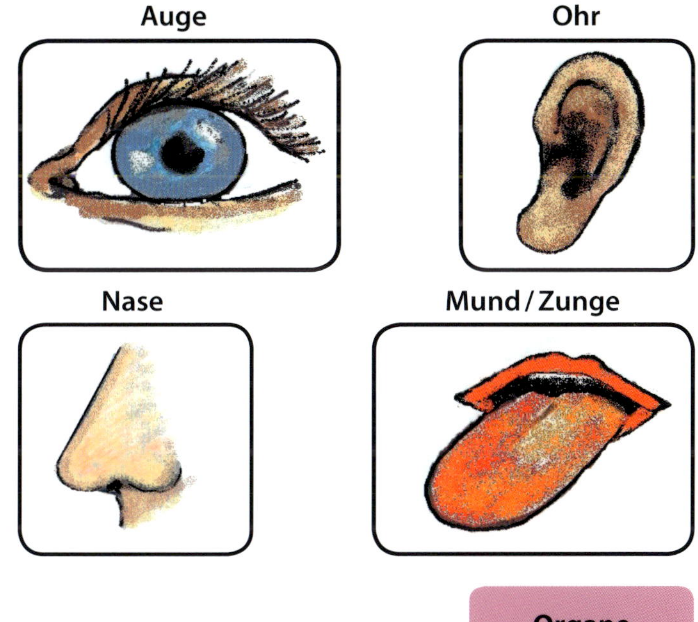
Auge
Ohr
Nase
Mund / Zunge

Herz

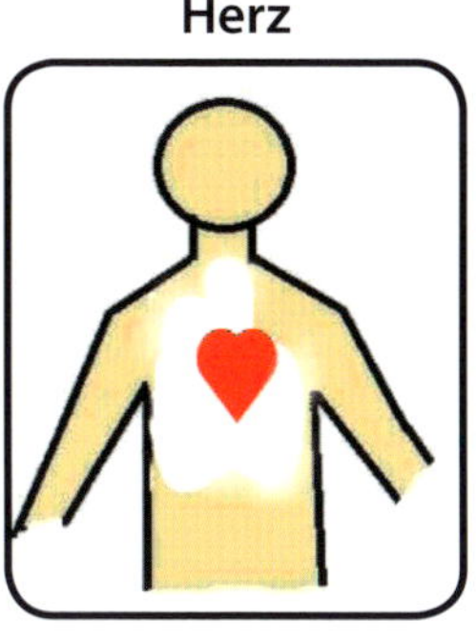

Lunge

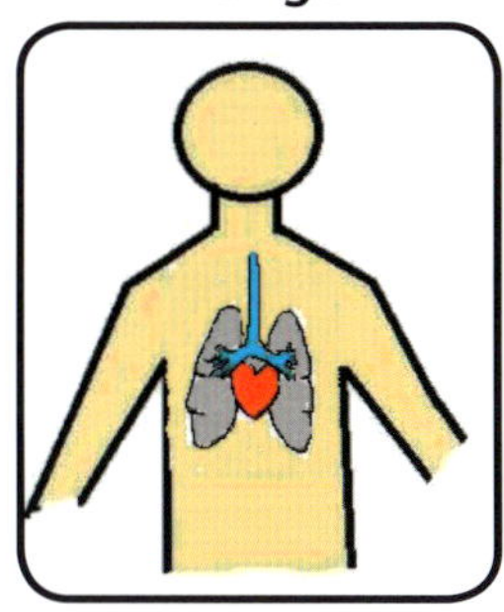

Magen / Darm

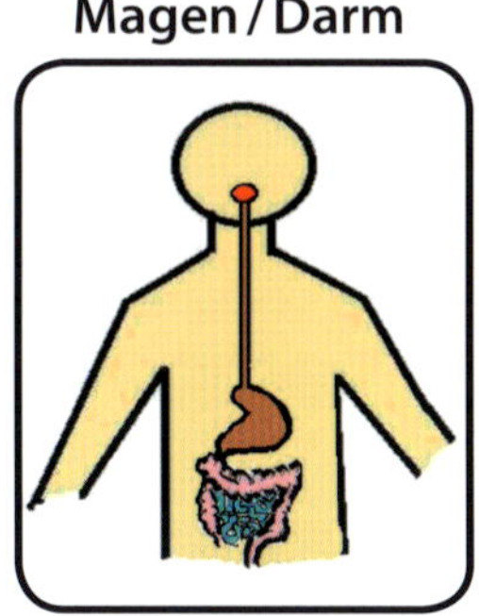

Nieren / Blase

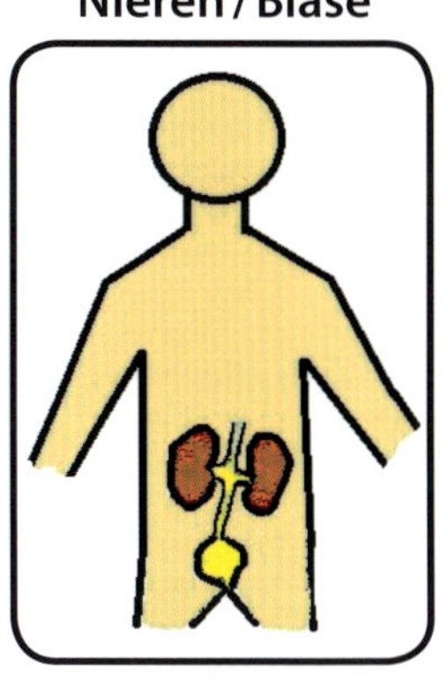

EKG

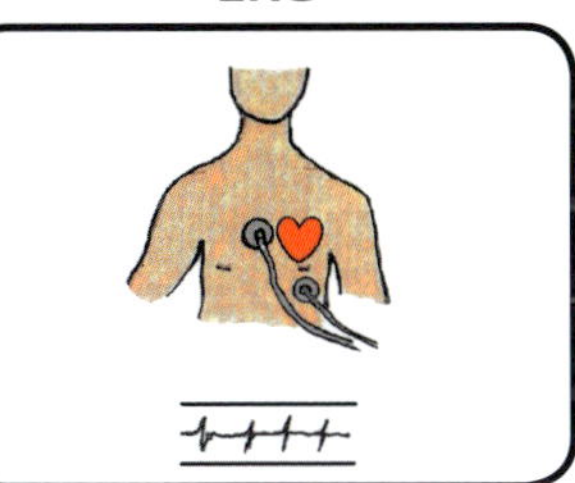

EEG

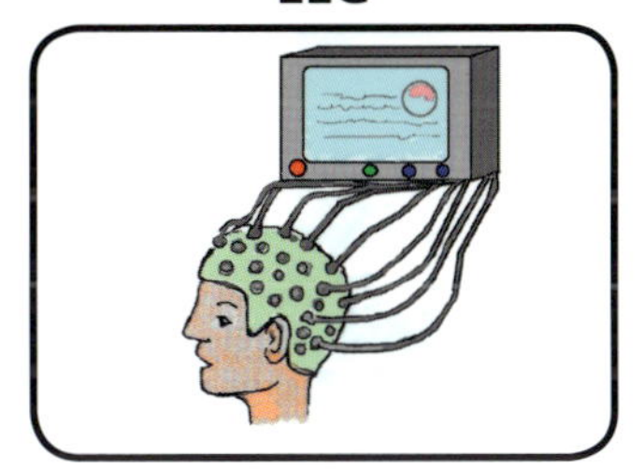

MRT – CT

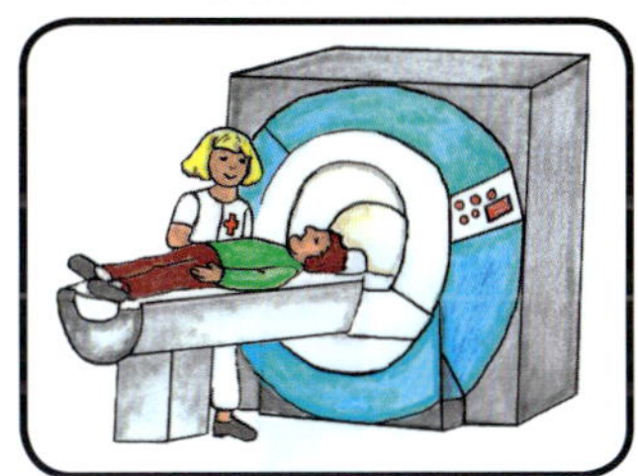

Röntgen

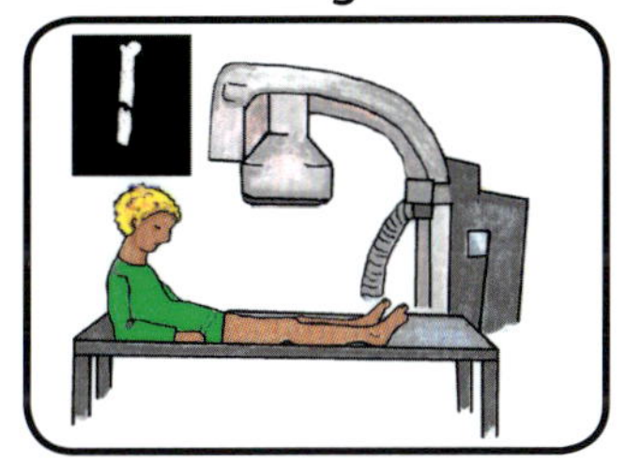

Ultra-Schall

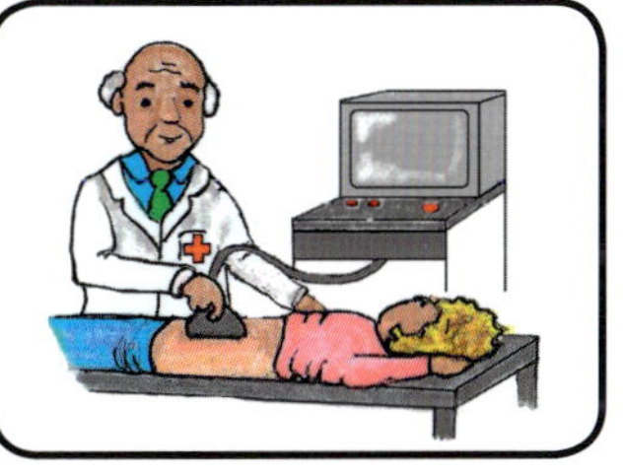

Mammo-Graphie

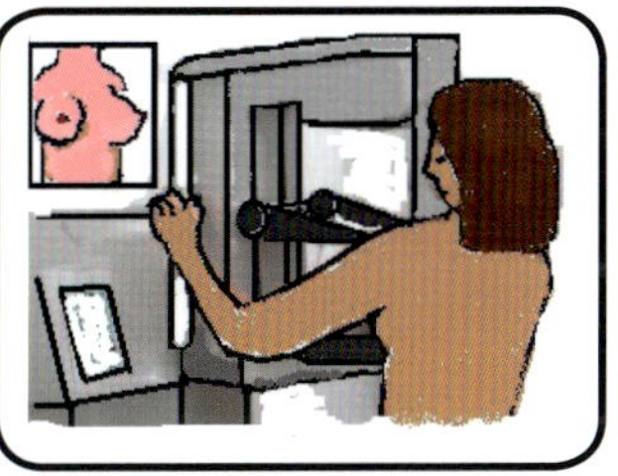

**Unter-
suchungen**

Unter-suchungen

Abhören

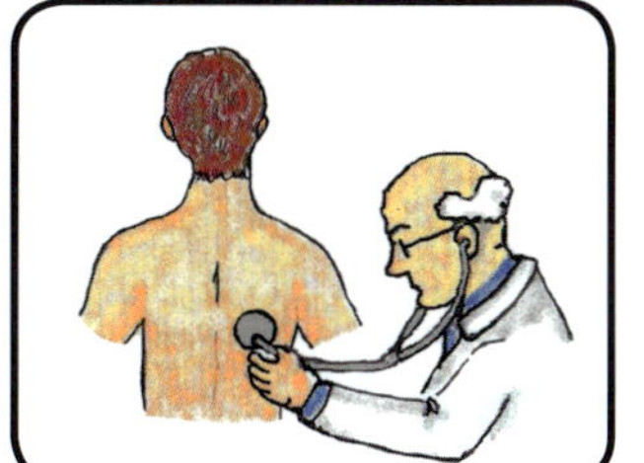

Blut-Druck messen

Blut abnehmen

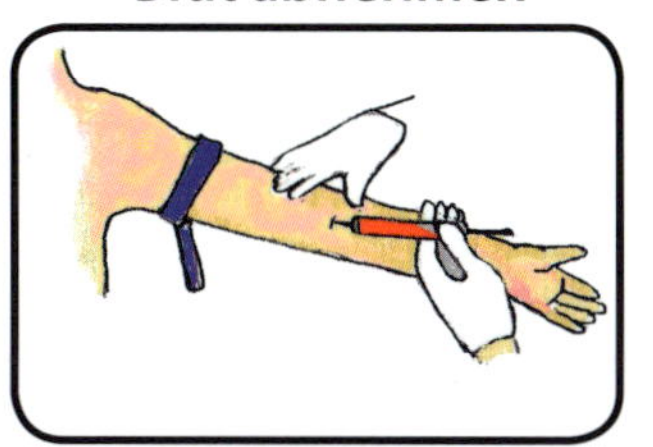

Labor

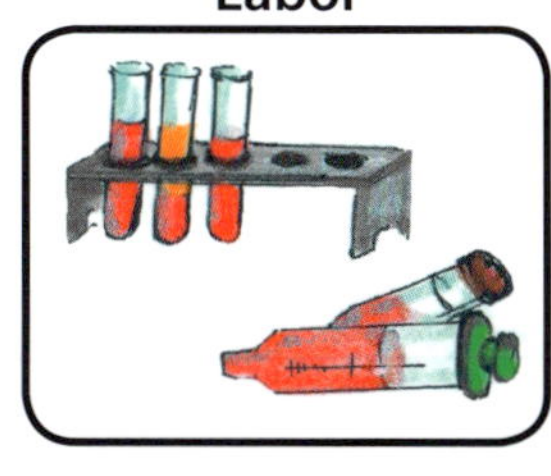

Urin untersuchen

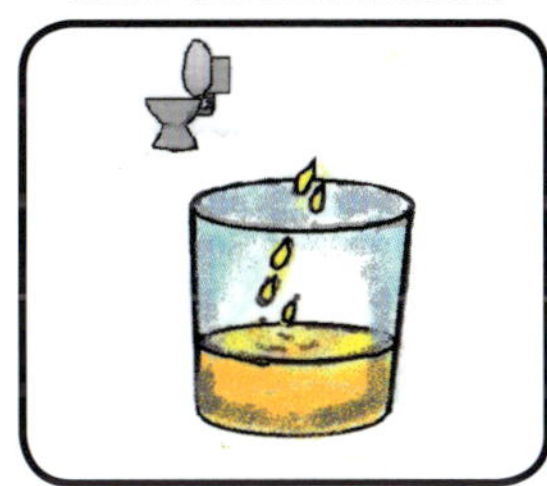

Blut-Zucker nehmen

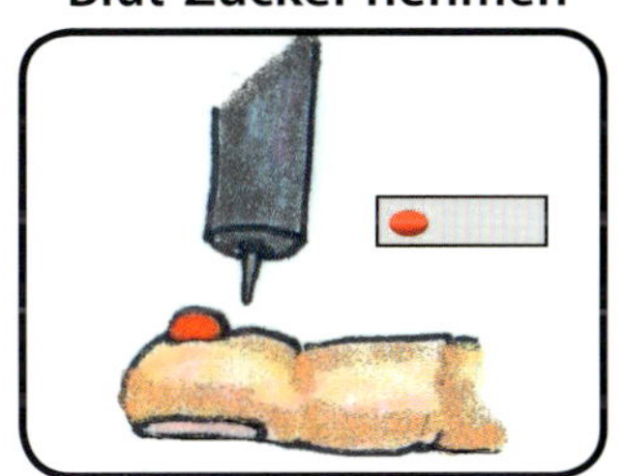

Fieber messen

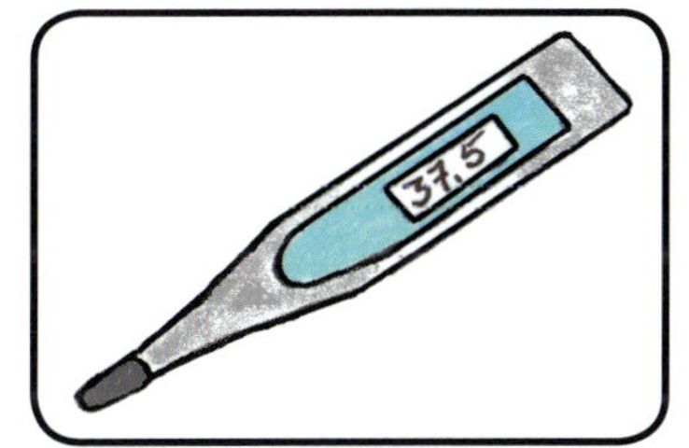

Lungen-Funktionstest

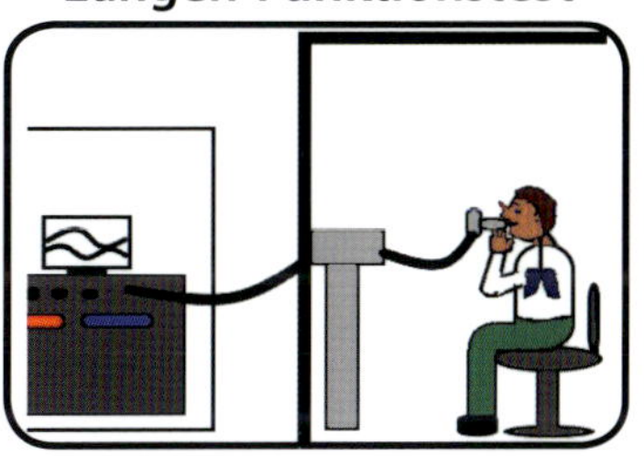

Unter-
suchungen

Therapien

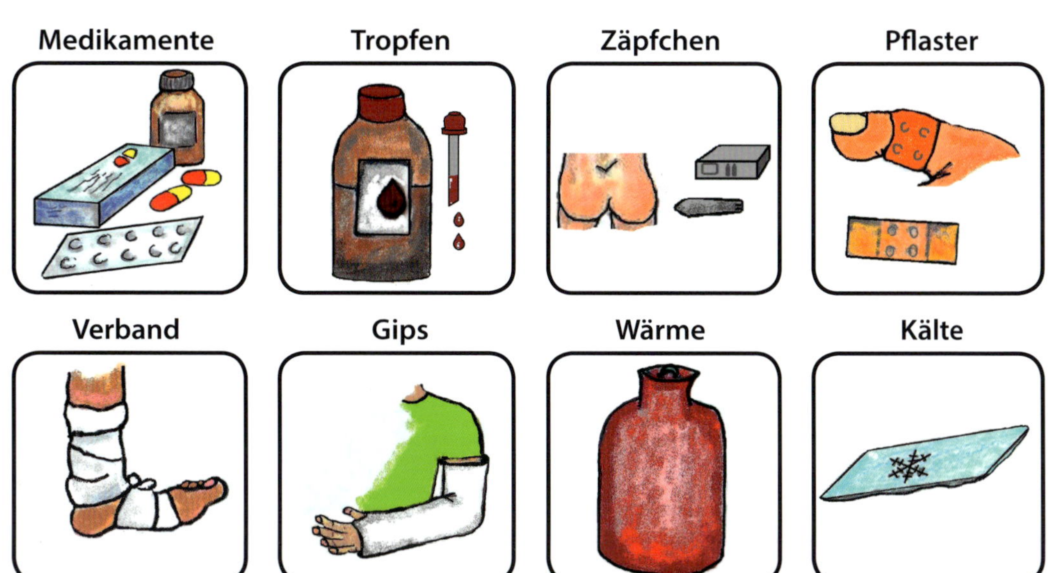
Medikamente
Tropfen
Zäpfchen
Pflaster
Verband
Gips
Wärme
Kälte

Infusion

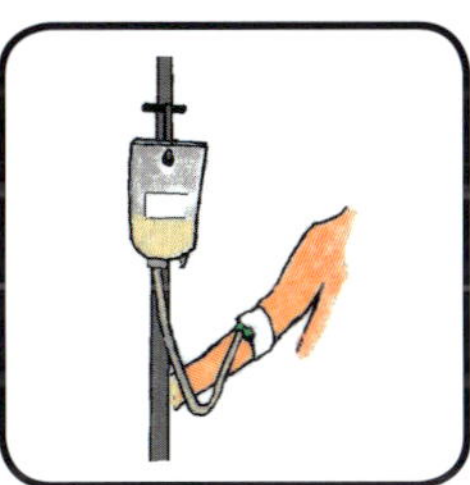

Spritzen

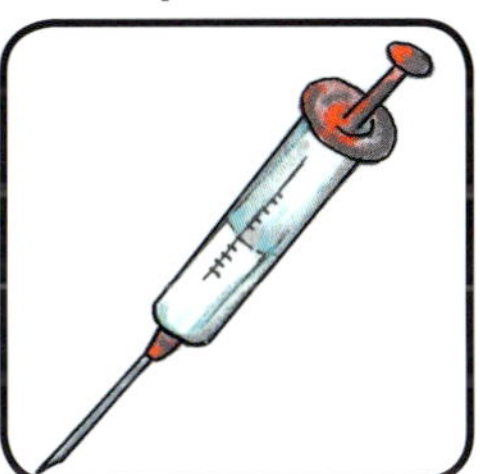

Einlauf

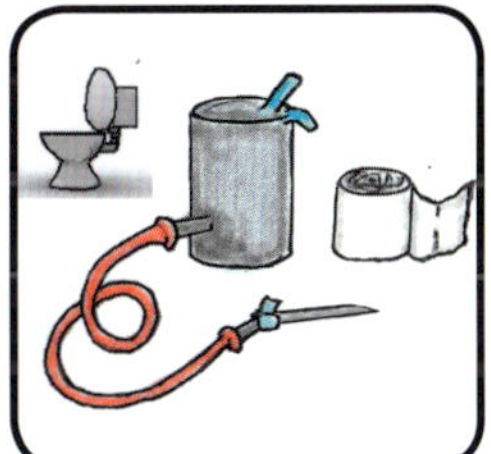

Katheter

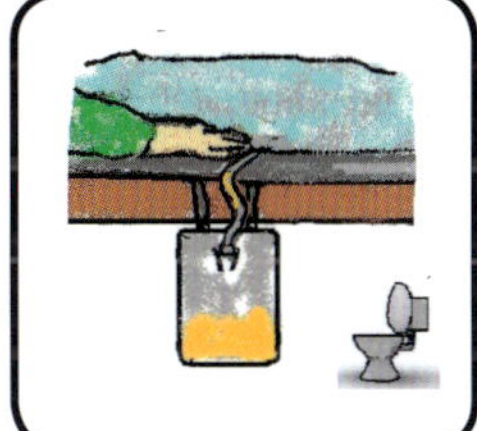

Inhalieren

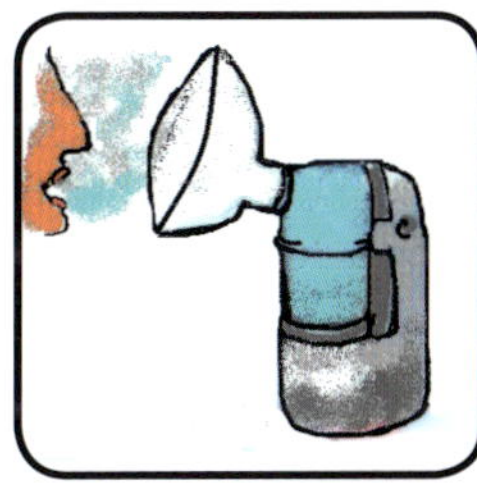

Logopädie

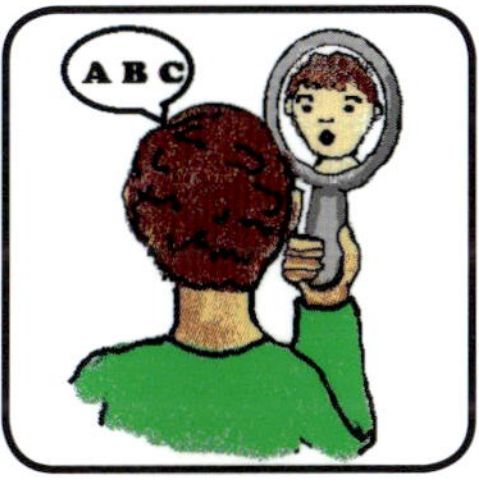

Ergotherapie

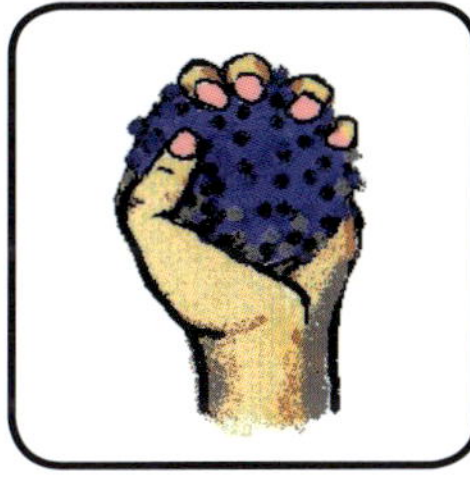

Physiotherapie

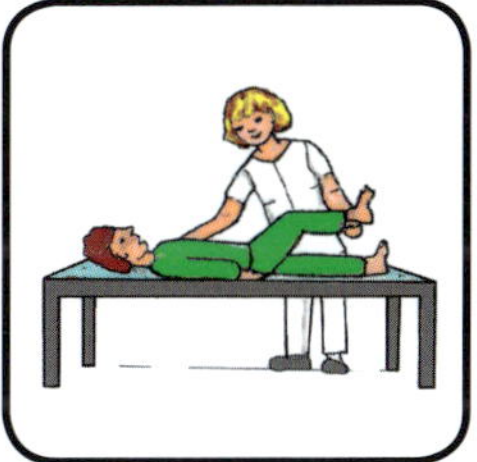

Therapien

Hilfsmittel

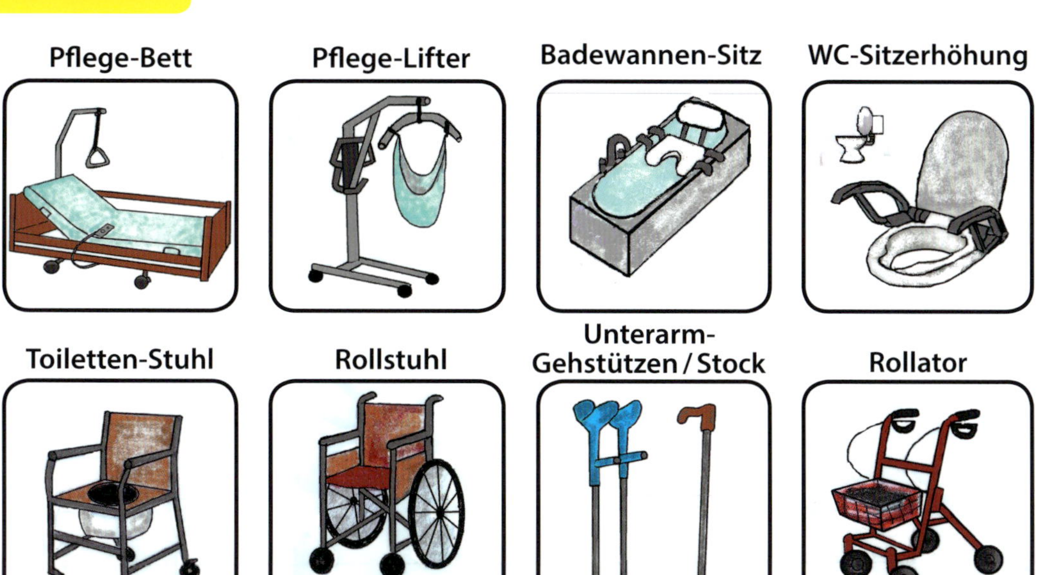

Verbot

Haut-Ausschlag

Medikamente

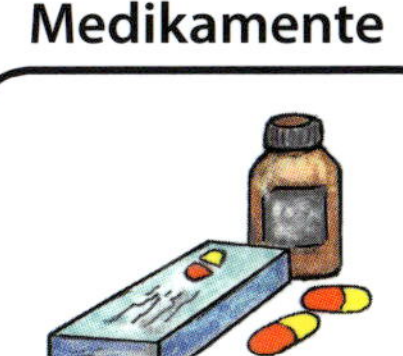

Pflaster

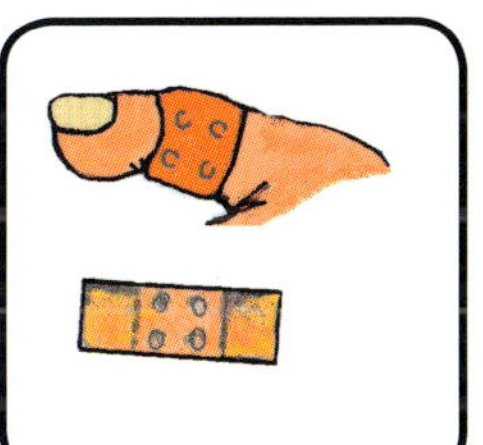

Nüsse

Milch

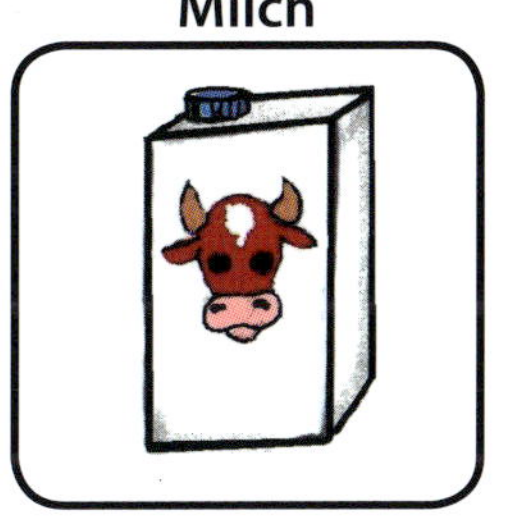

Ei

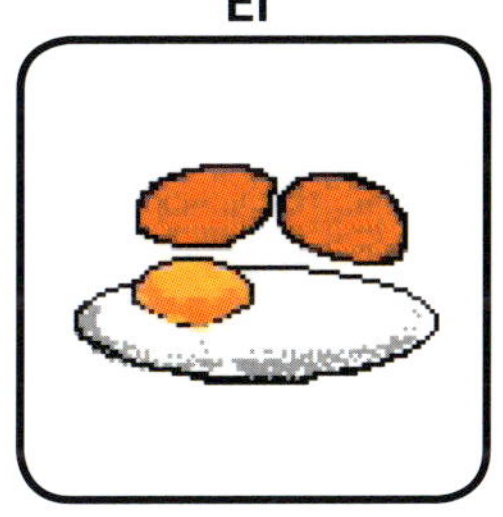

Pollen

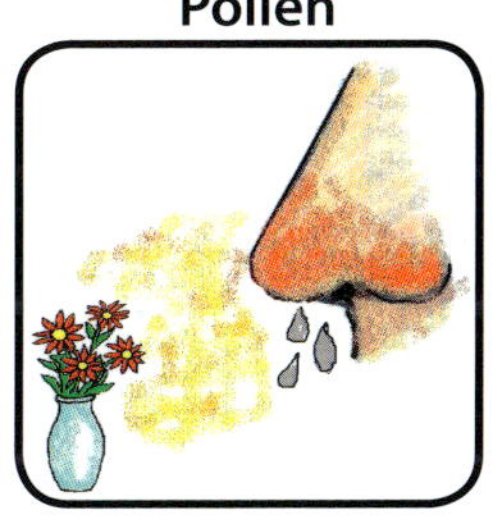

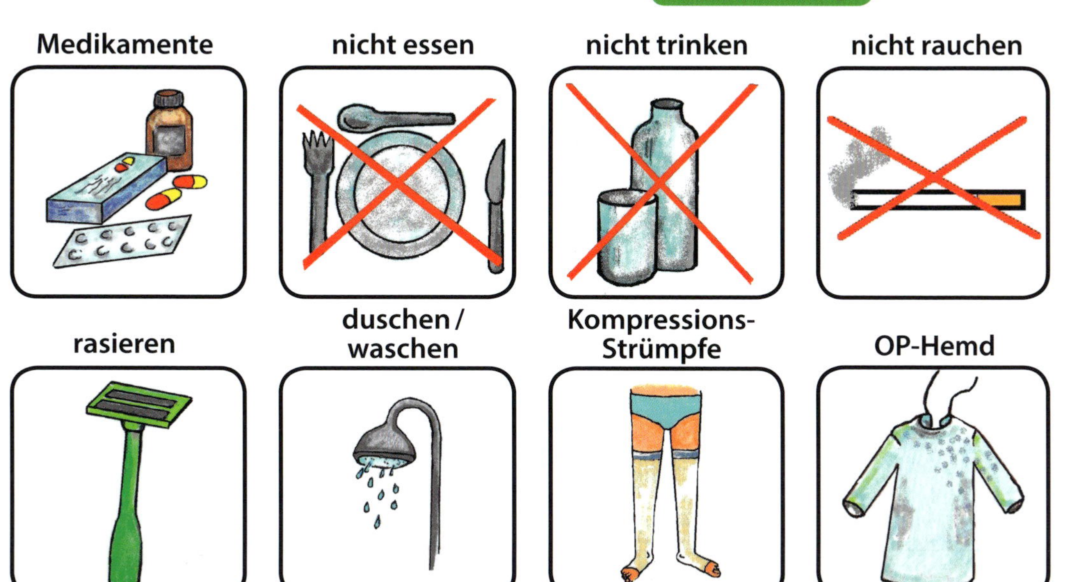
Medikamente
nicht essen
nicht trinken
nicht rauchen
rasieren
duschen / waschen
Kompressions-Strümpfe
OP-Hemd

keine Brille

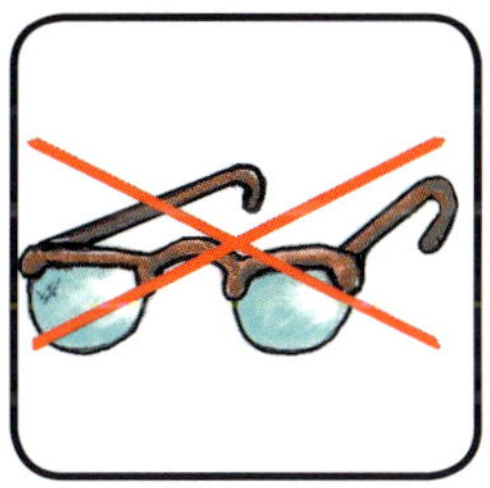

keine Kontakt-Linsen

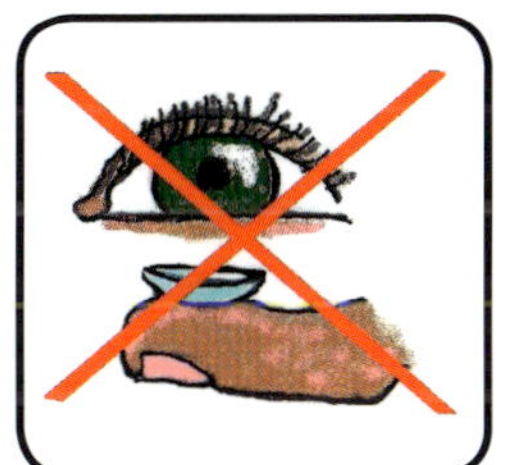

Gebiss entfernen

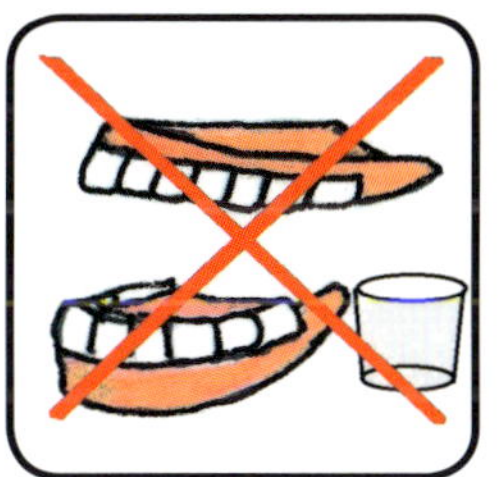

kein Hör-Gerät

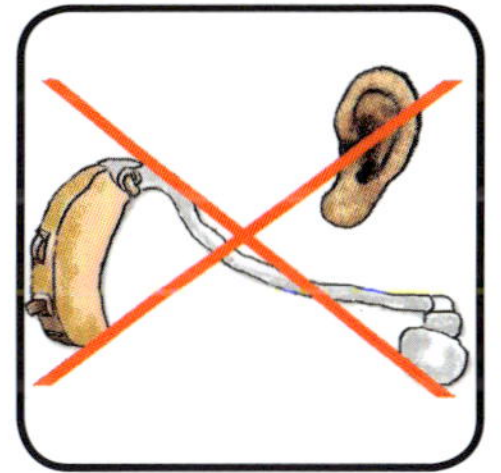

Schmuck entfernen

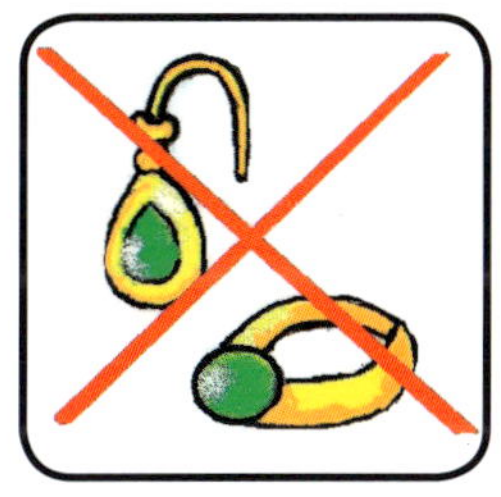

Piercing entfernen

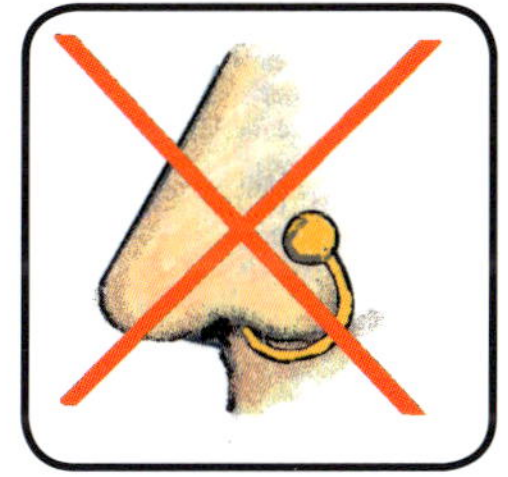

kein Nagellack

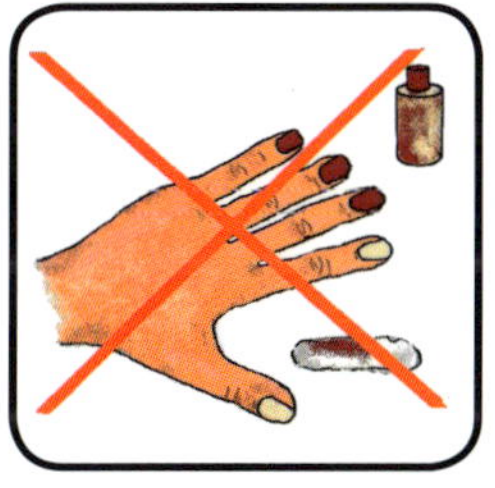

kein Alkohol

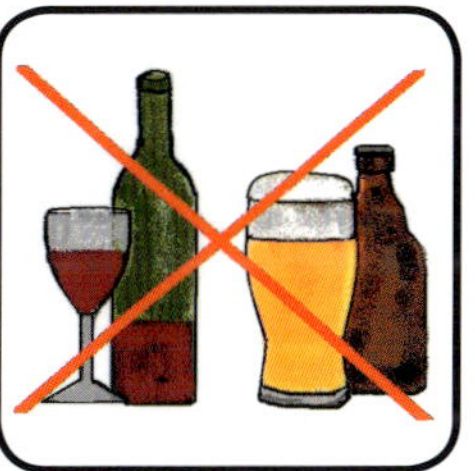

Pflege

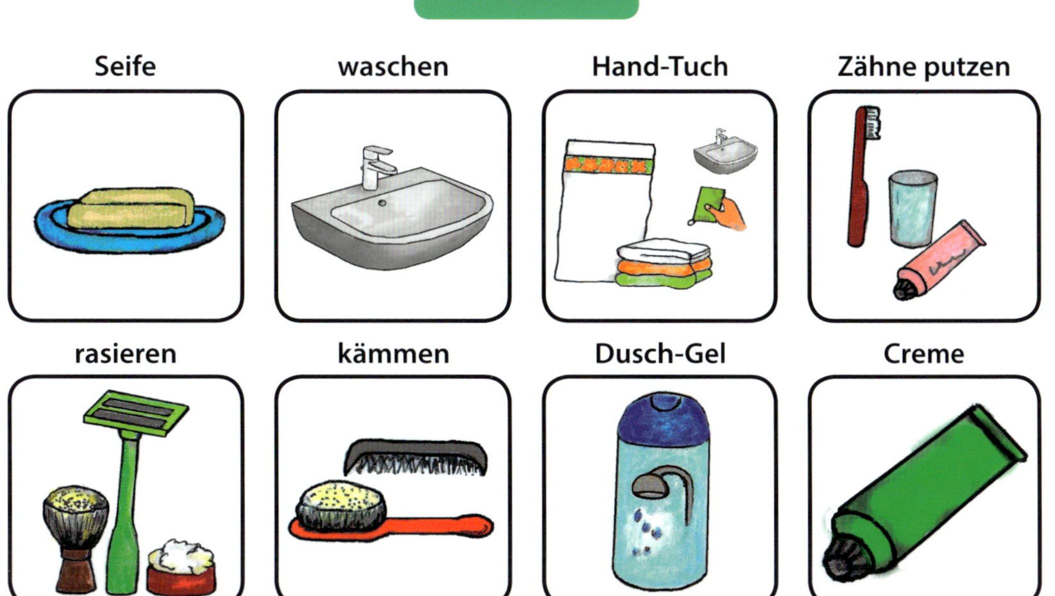
Seife
waschen
Hand-Tuch
Zähne putzen
rasieren
kämmen
Dusch-Gel
Creme

Shampoo

Haare waschen

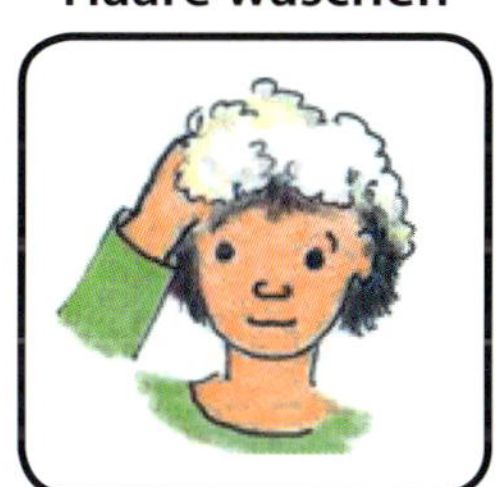

Nagel-Pflege

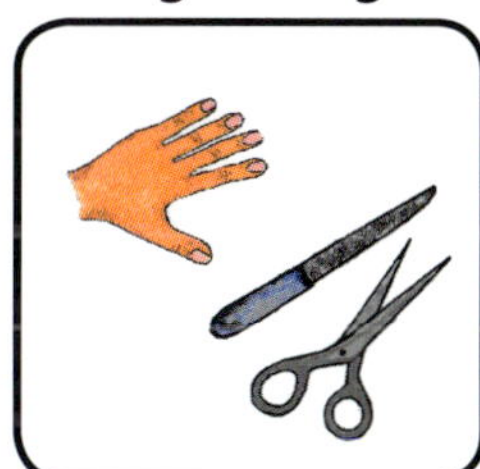

Einlagen

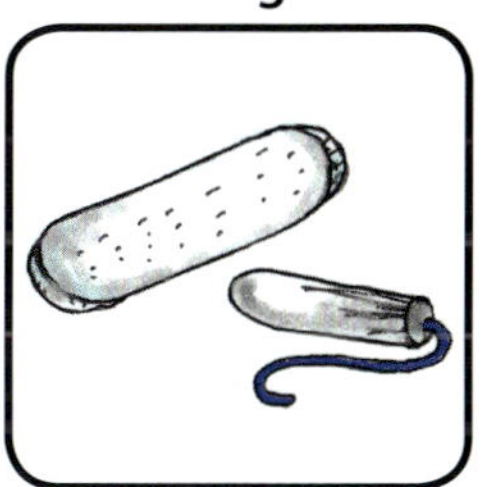

Windel-Höschen

Urin-Flasche

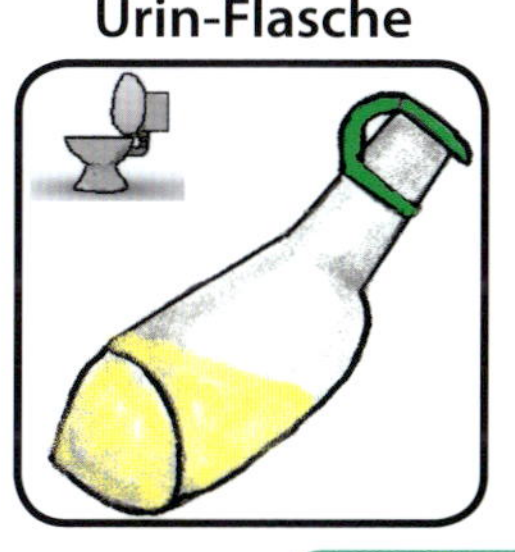

Bett-Pfanne

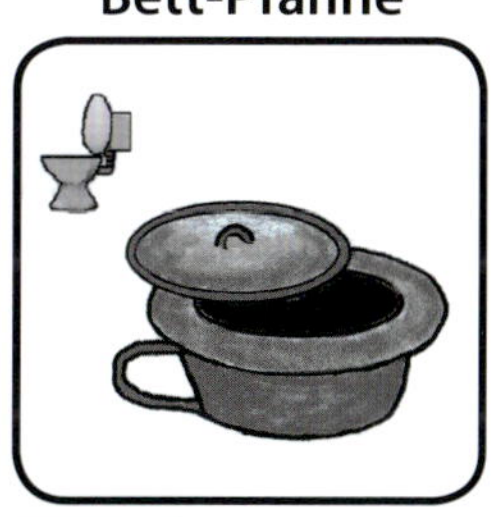

zur Toilette gehen / WC

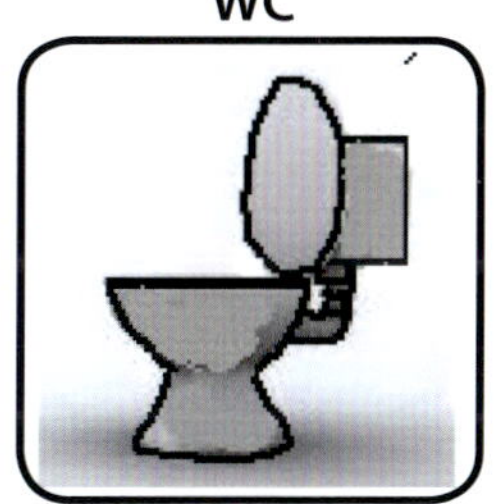

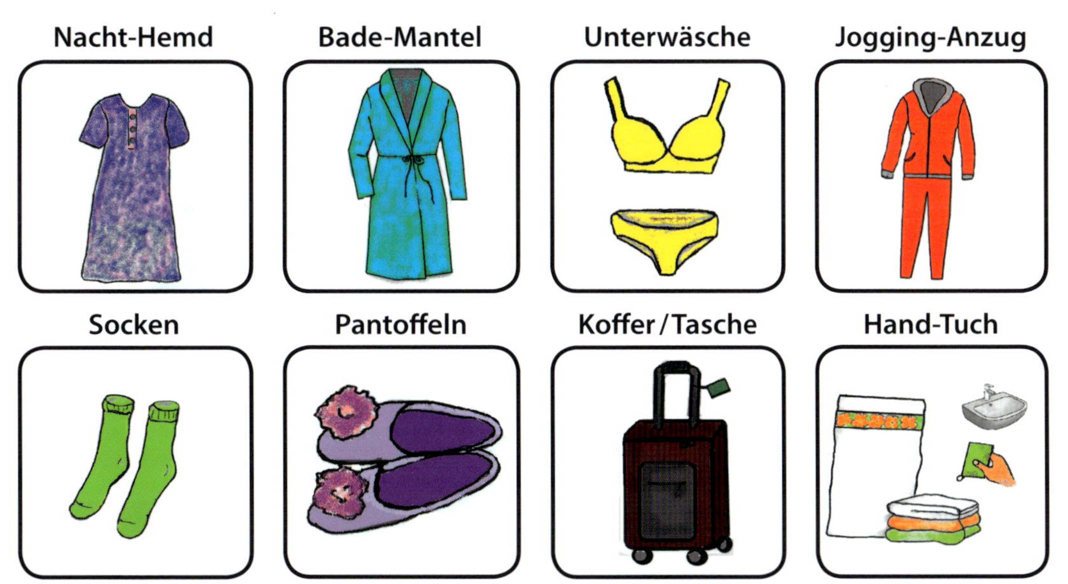
Nacht-Hemd
Bade-Mantel
Unterwäsche
Jogging-Anzug
Socken
Pantoffeln
Koffer / Tasche
Hand-Tuch

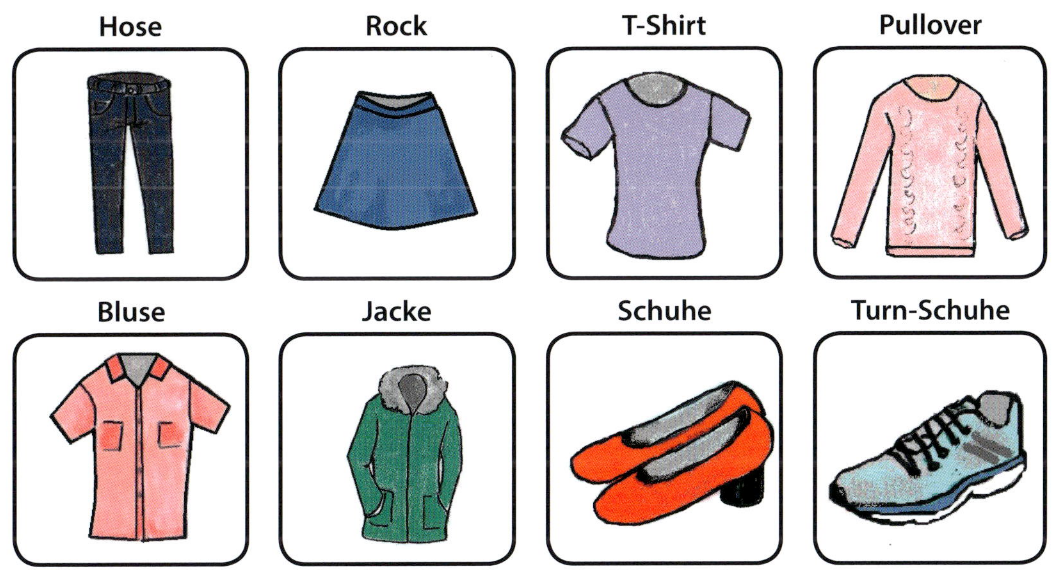

Bekleidung Frau

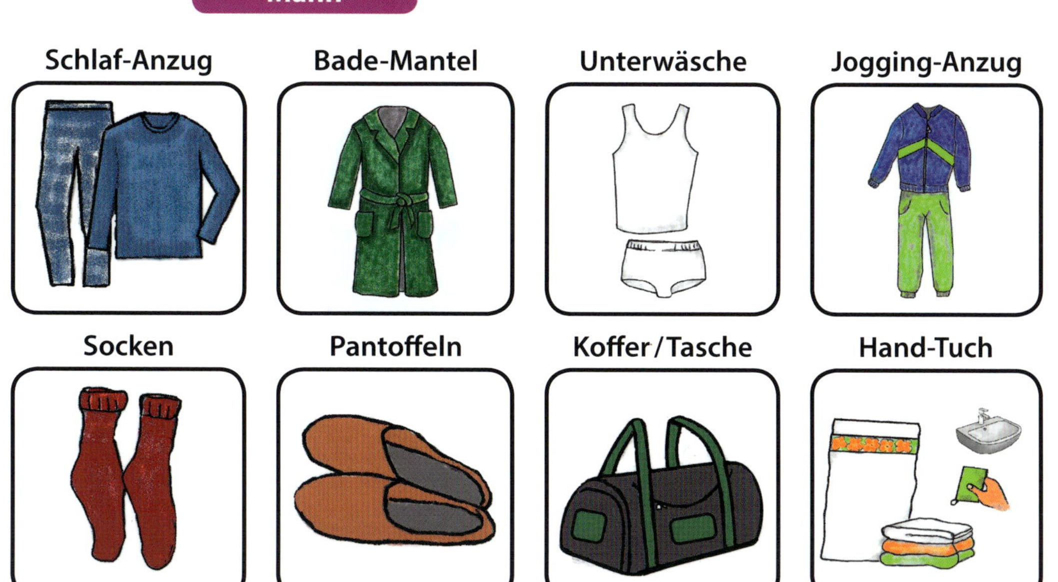
Schlaf-Anzug
Bade-Mantel
Unterwäsche
Jogging-Anzug
Socken
Pantoffeln
Koffer / Tasche
Hand-Tuch

Hose

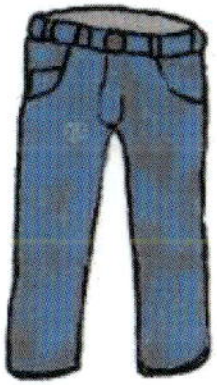

Jogging-Hose

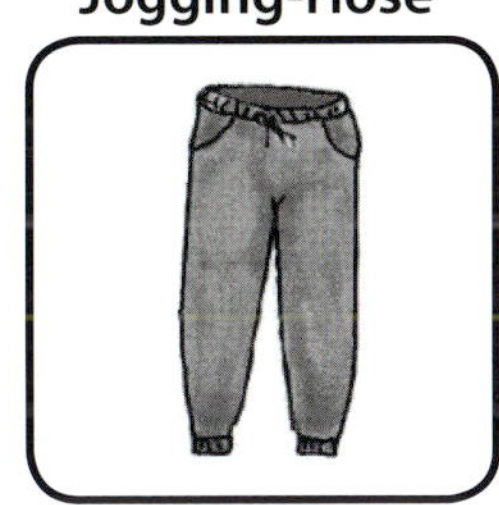

T-Shirt

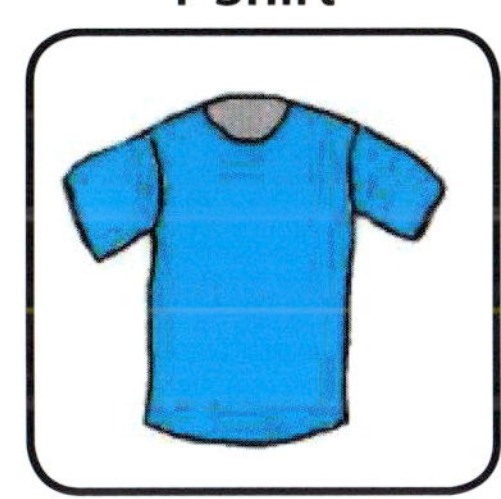

Pullover

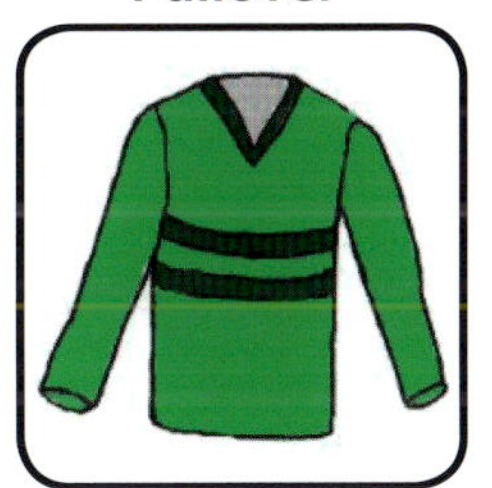

Hemd

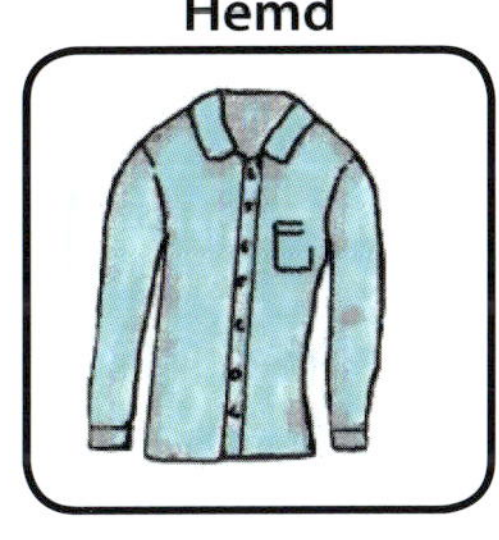

Jacke

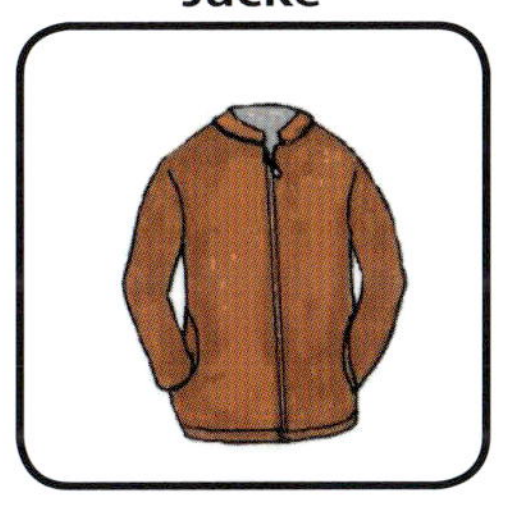

Schuhe

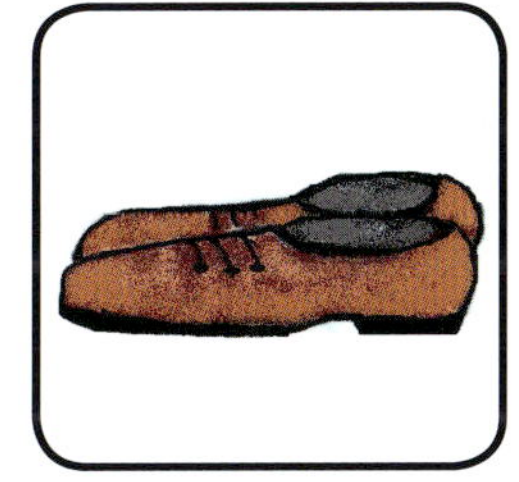

Turn-Schuhe

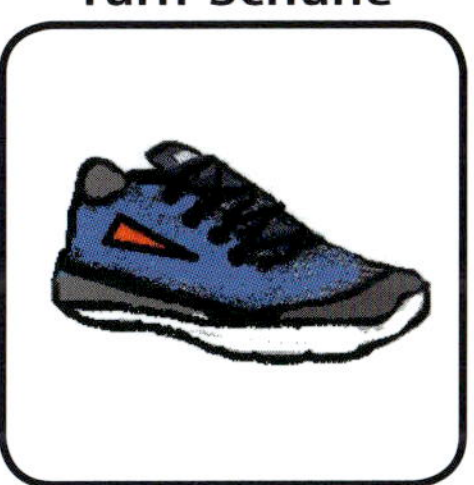

Getränke

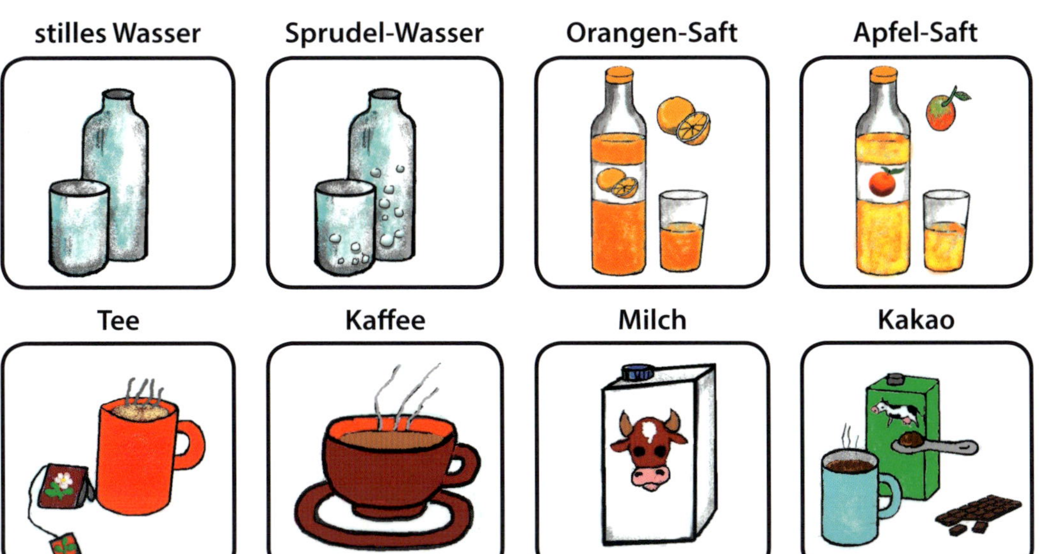
stilles Wasser
Sprudel-Wasser
Orangen-Saft
Apfel-Saft
Tee
Kaffee
Milch
Kakao

Brot / Brötchen

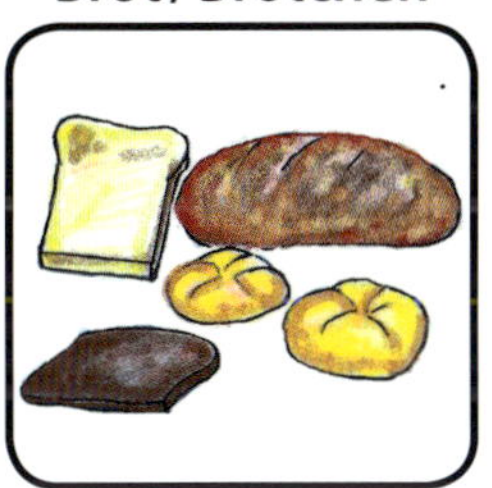

Honig / Marmelade

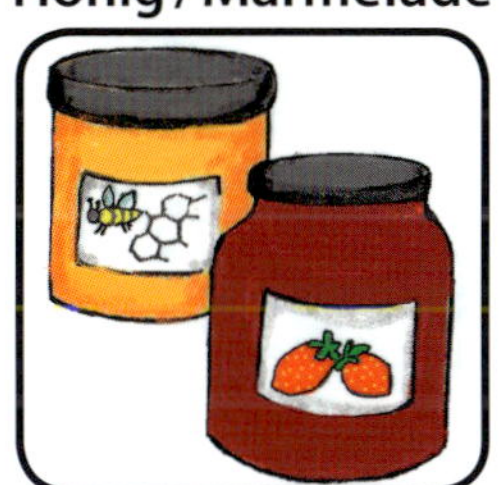

Ei

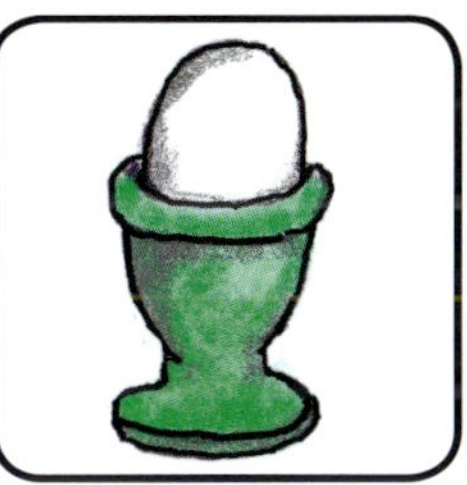

Käse

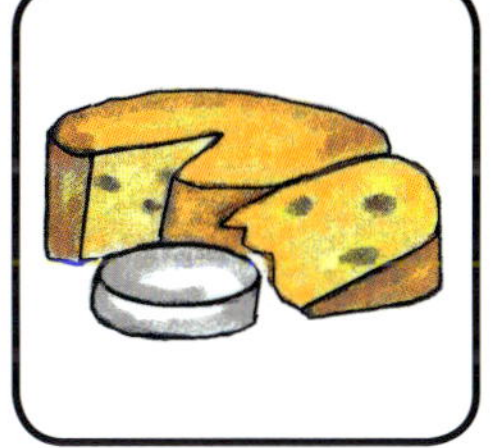

Wurst

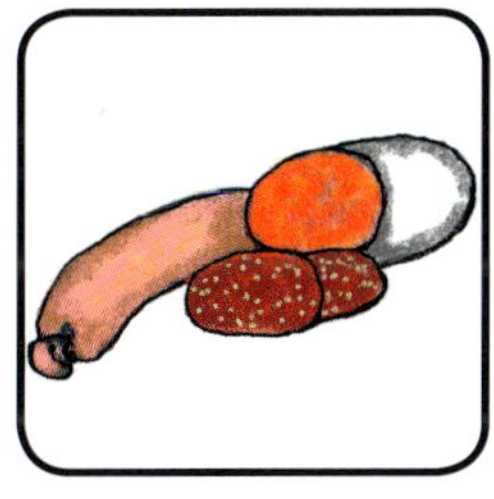

Margarine / Butter

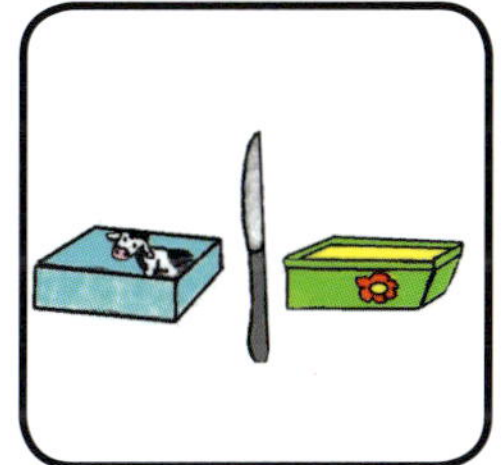

Quark

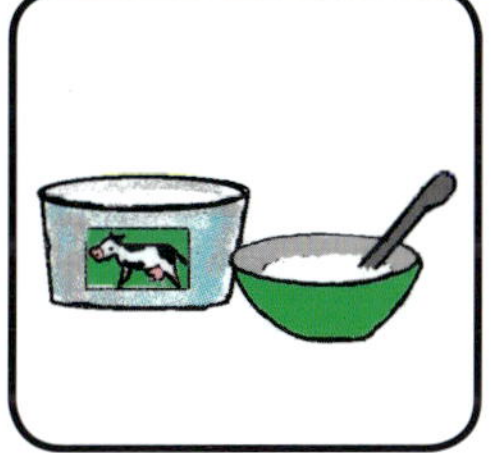

Joghurt

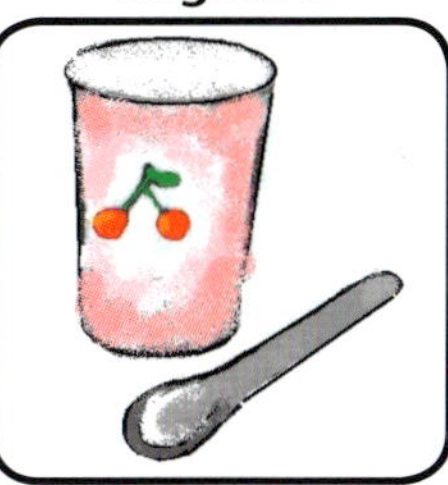

Rind

Schwein

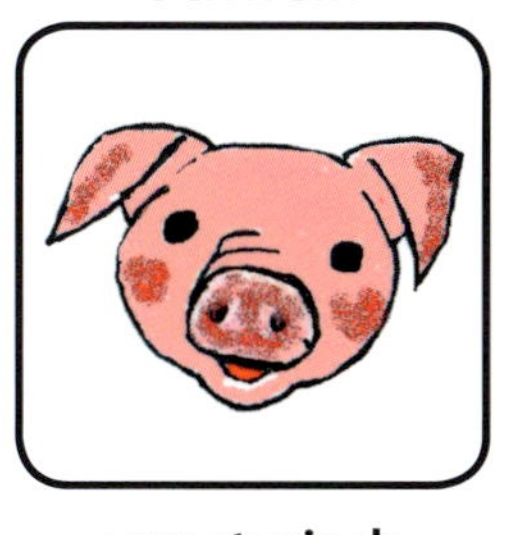

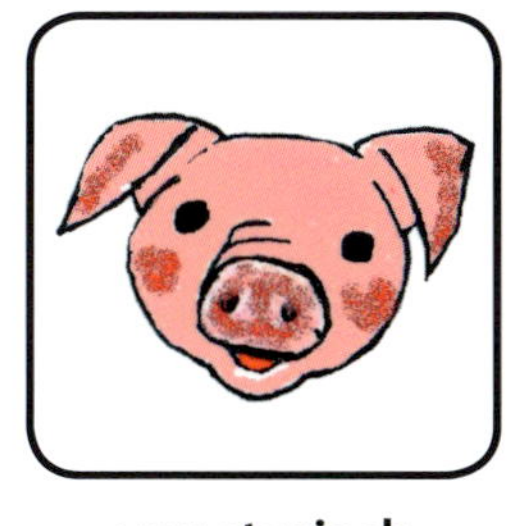

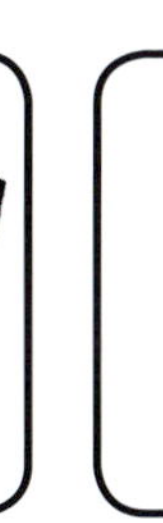

Huhn

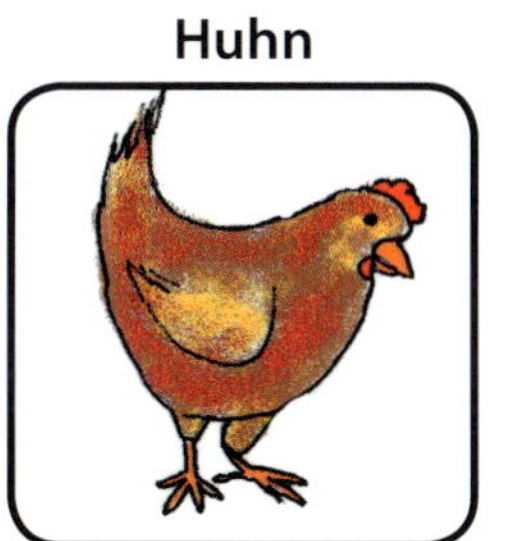

Schaf

Fisch

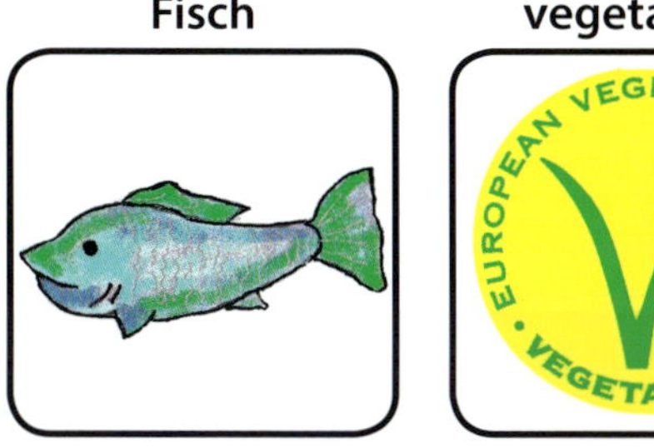

vegetarisch

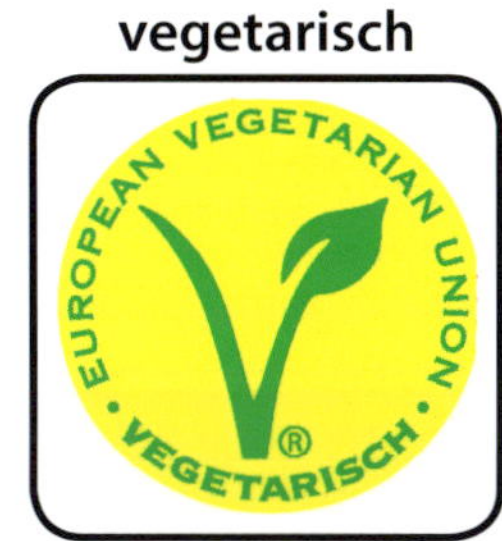

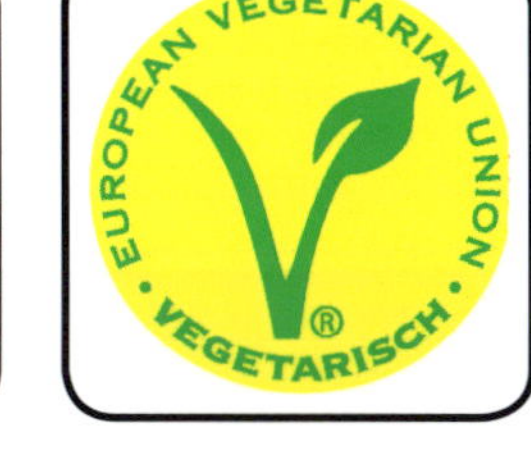

vegan

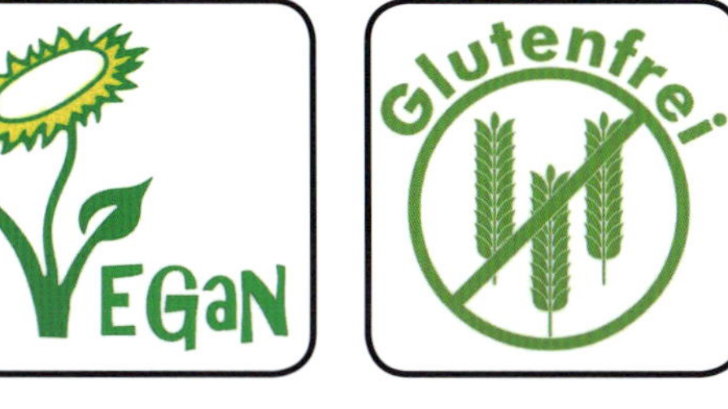

glutenfrei

Suppe

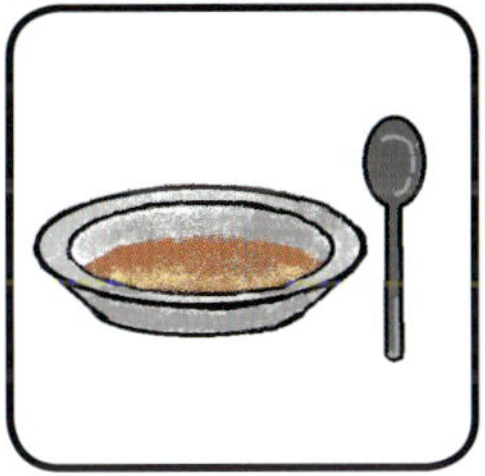

Salat

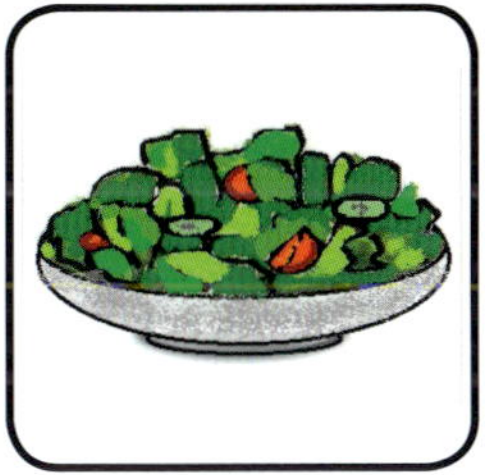

Nudeln

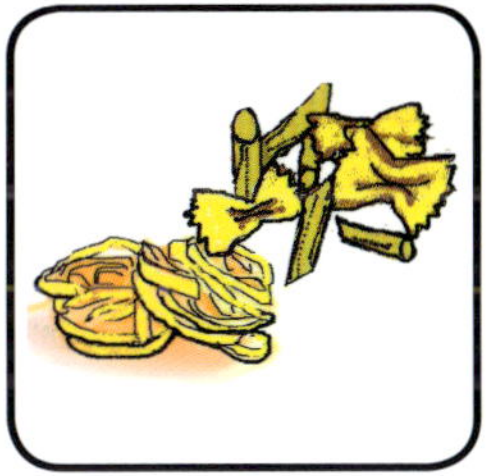

Reis

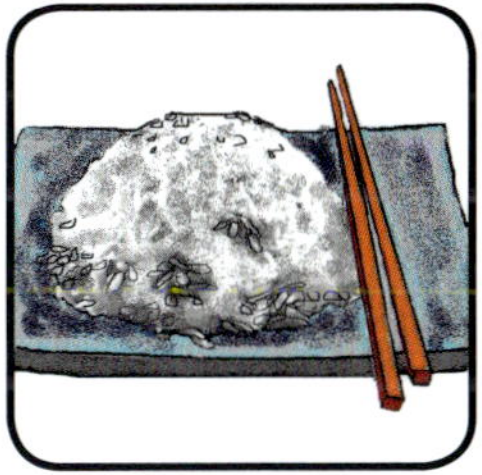

Kartoffeln

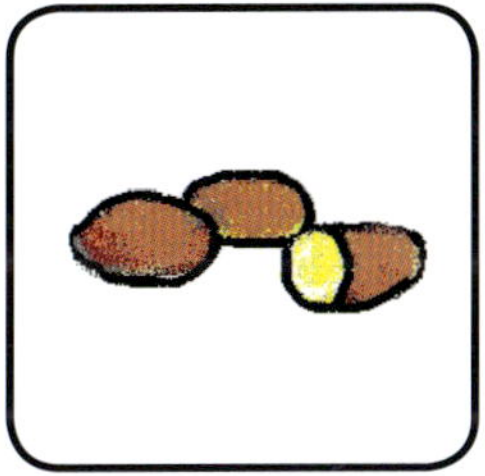

Klöße

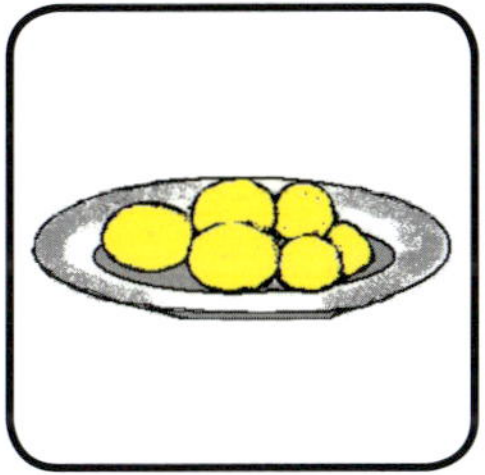

Püree

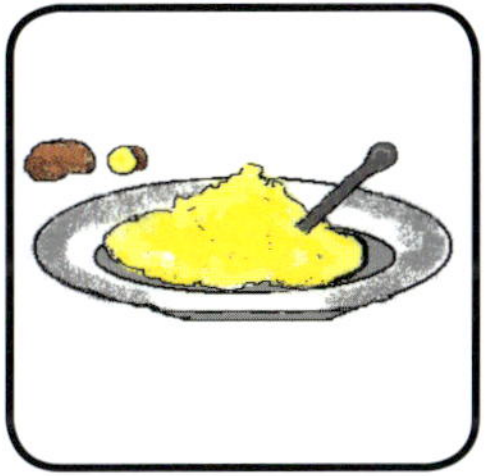

Soße

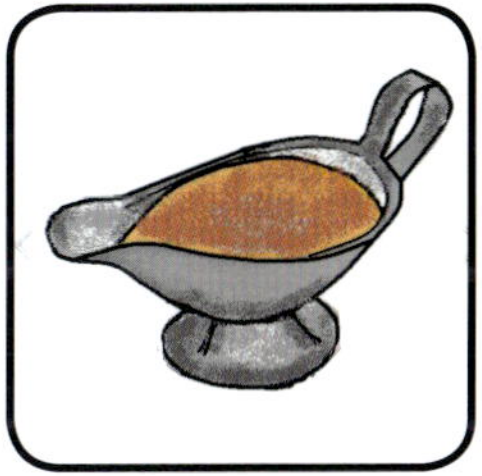

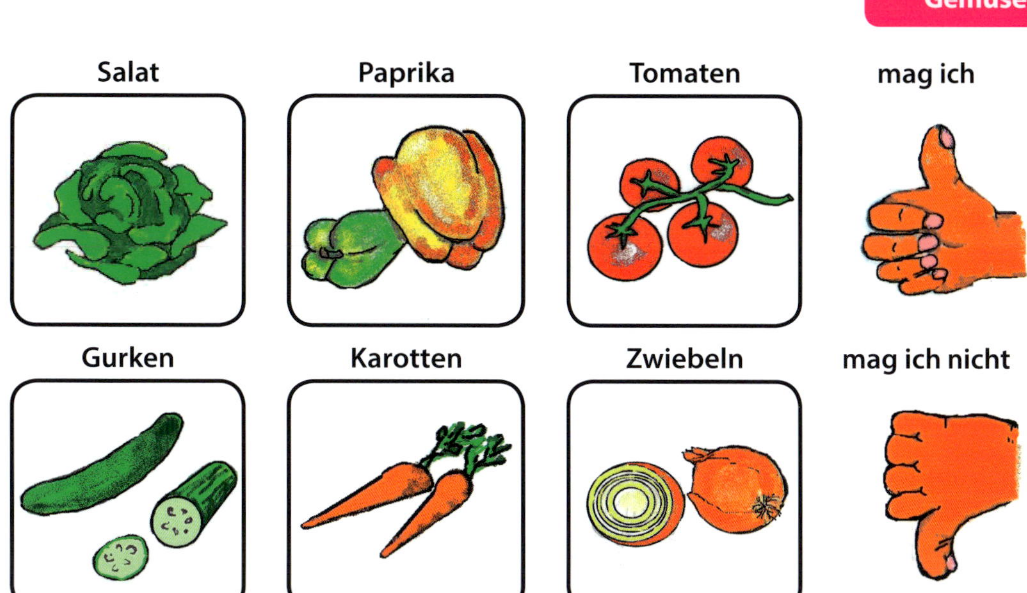
Salat
Paprika
Tomaten
mag ich
Gurken
Karotten
Zwiebeln
mag ich nicht

Blumen-Kohl

Brokkoli

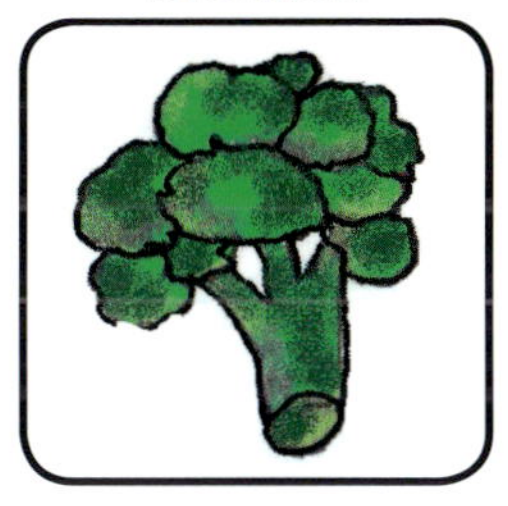

Bohnen

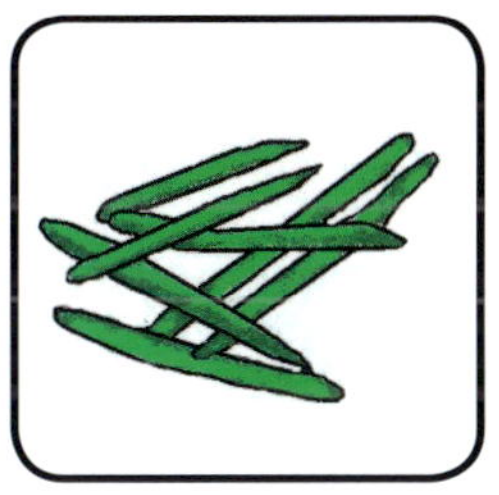

mag ich

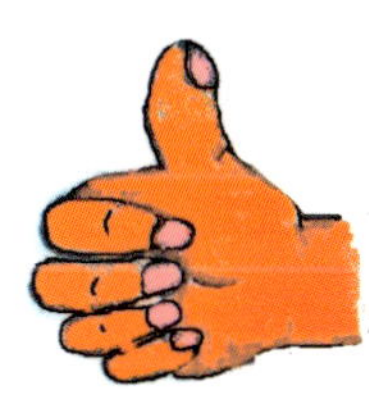

Erbsen

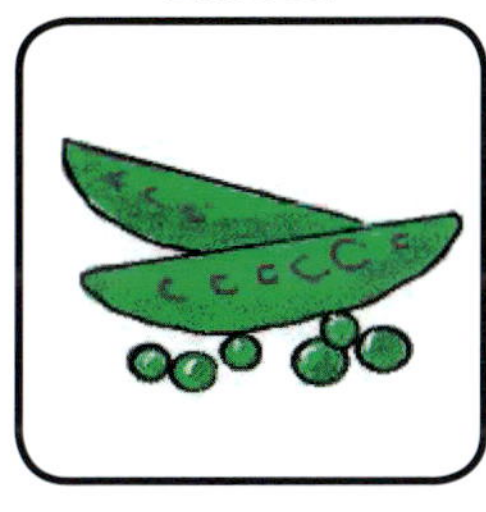

Pilze

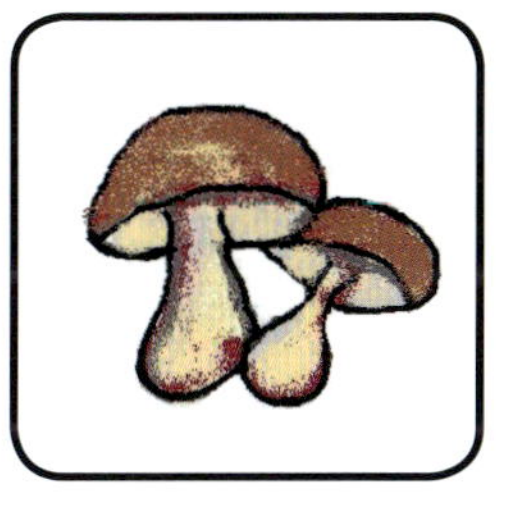

Mais

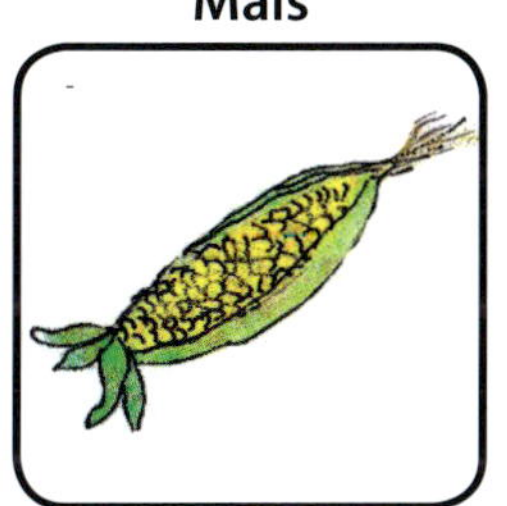

mag ich nicht

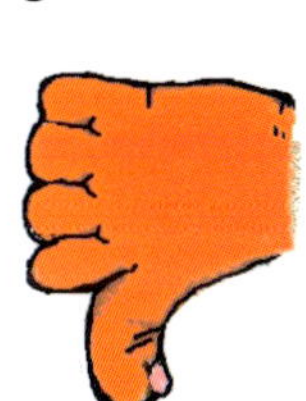

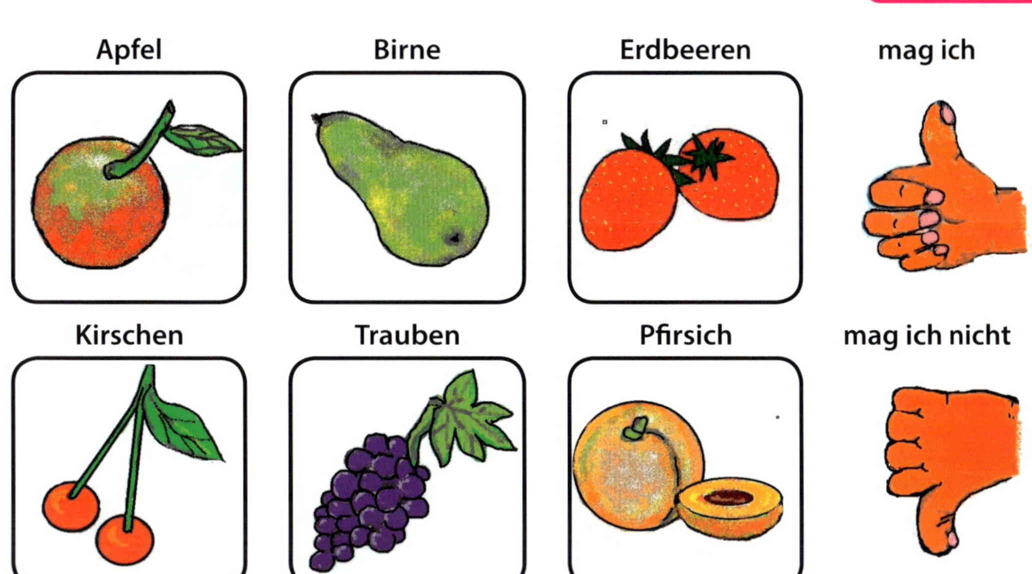
Apfel
Birne
Erdbeeren
mag ich
Kirschen
Trauben
Pfirsich
mag ich nicht

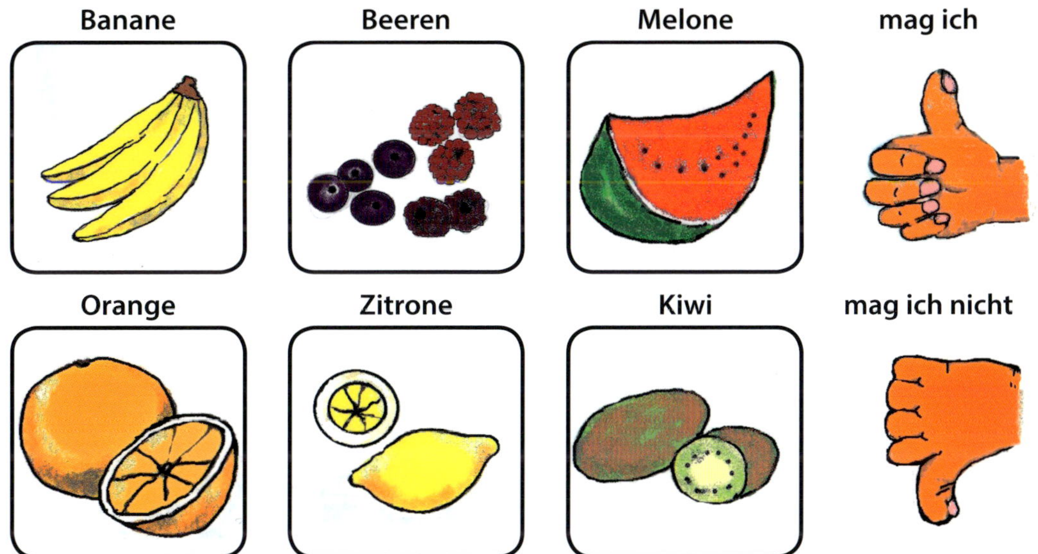
Banane
Beeren
Melone
mag ich
Orange
Zitrone
Kiwi
mag ich nicht

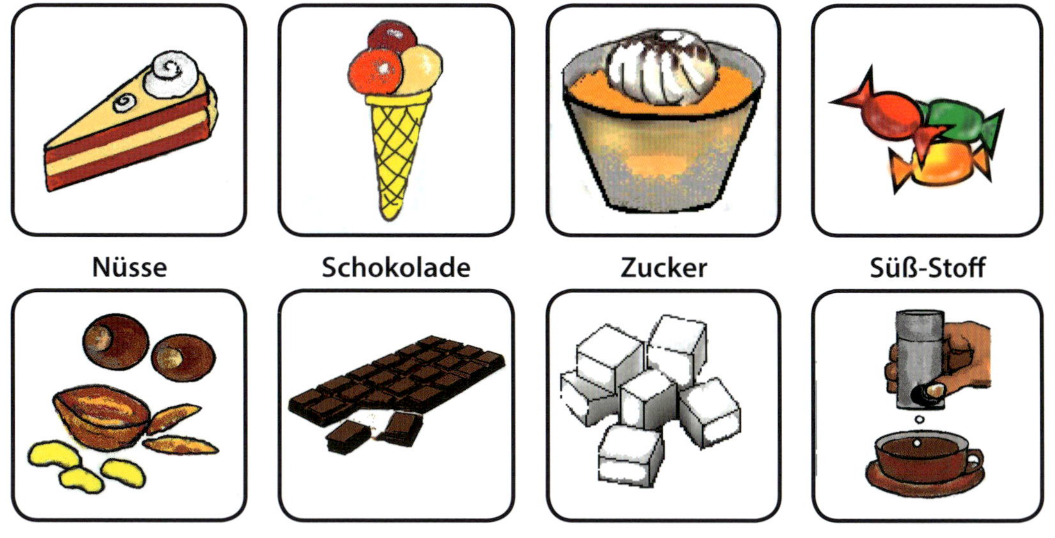
Kuchen
Eis
Pudding
Bonbons
Nüsse
Schokolade
Zucker
Süß-Stoff

morgens

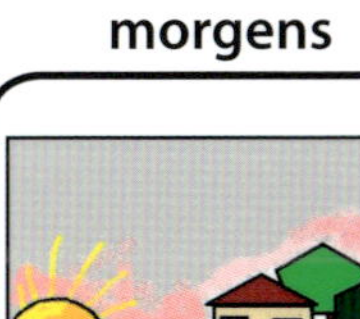

mittags

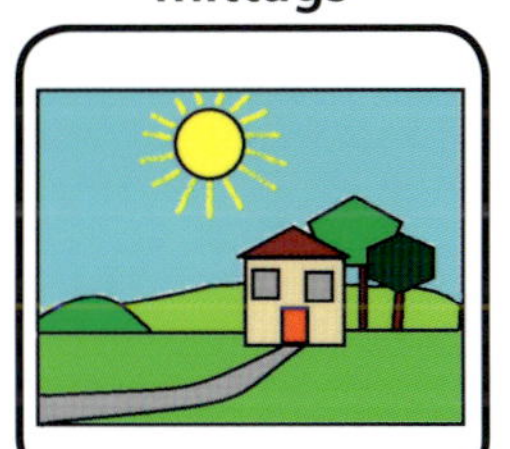

abends

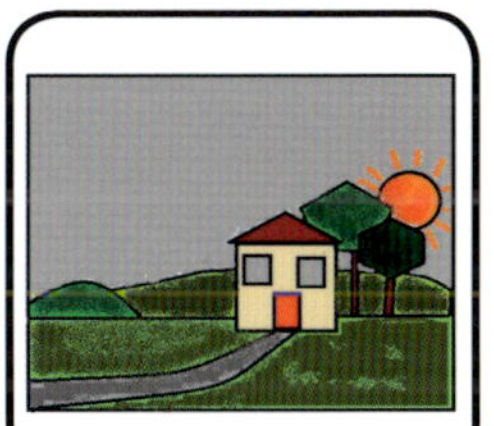

nachts

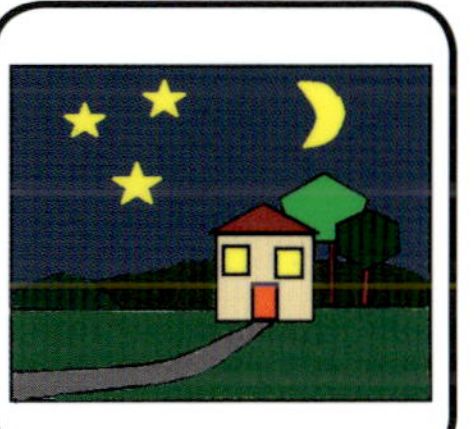

Stunden

12 1 2 3 4 5 6 7 8 9 10 11

Stunden

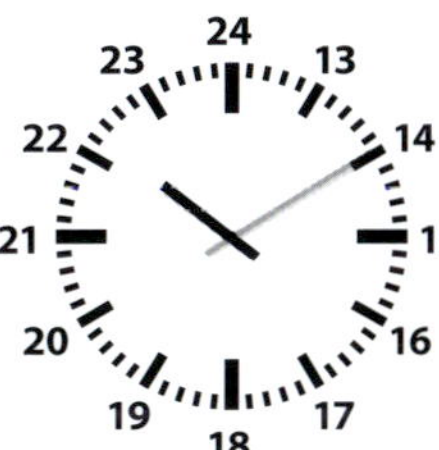

Minuten

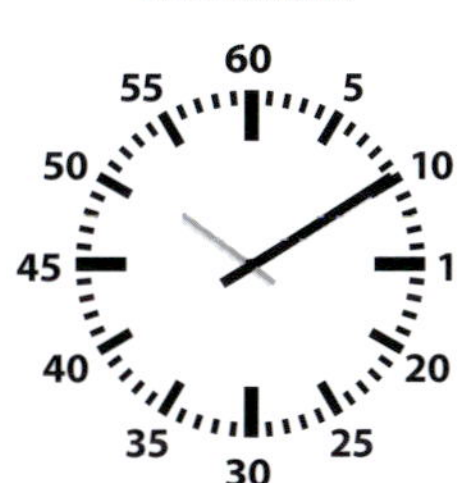

Tages-Zeiten – Uhr-Zeiten

Kranken-Zimmer

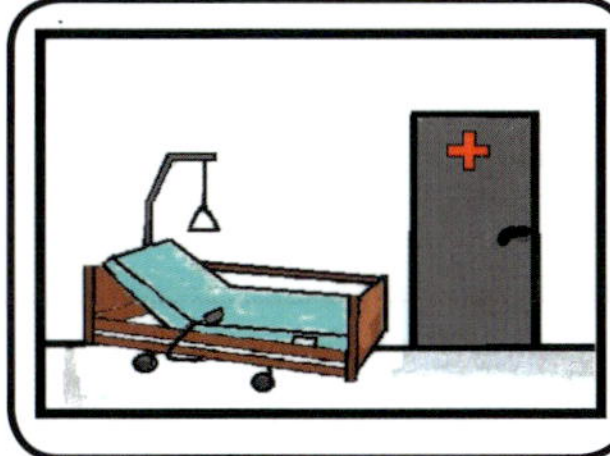

Besuch

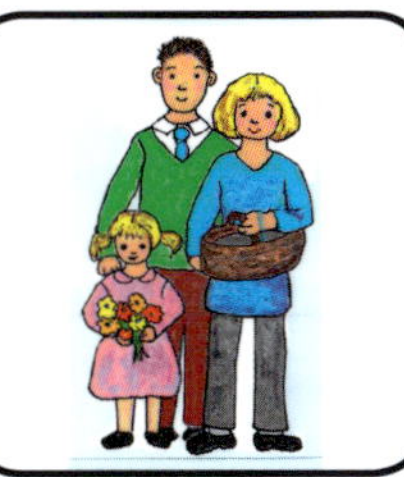

Blumen

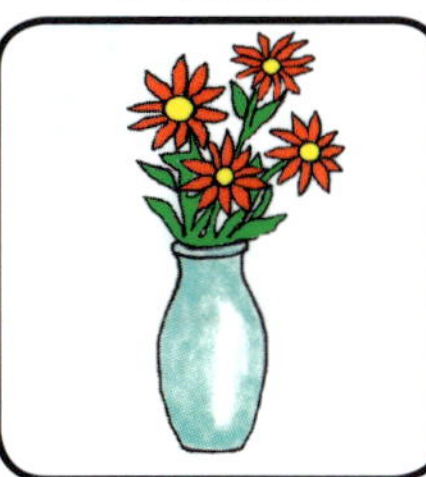

Buch / Zeitung

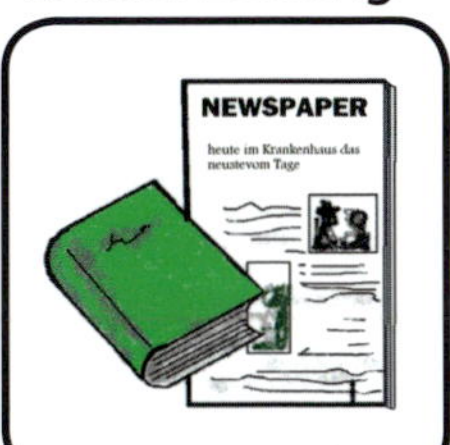

Schließ-Fach

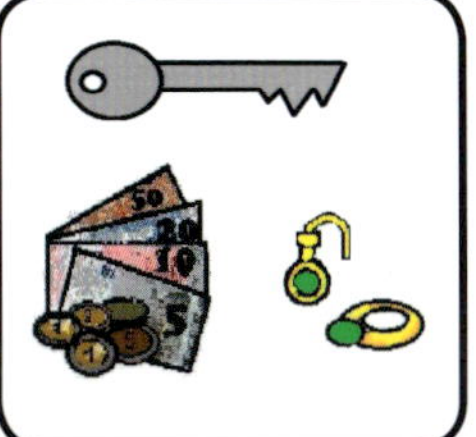

Telefon

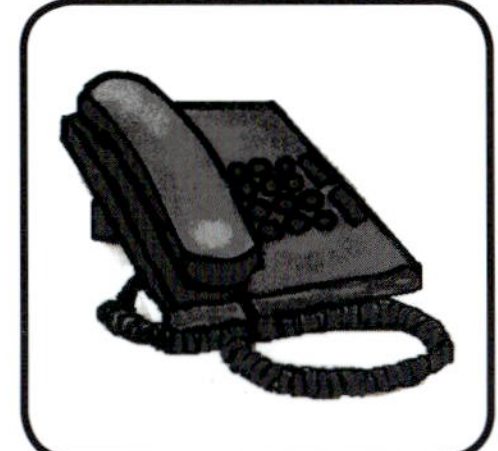

Handy / Mobile

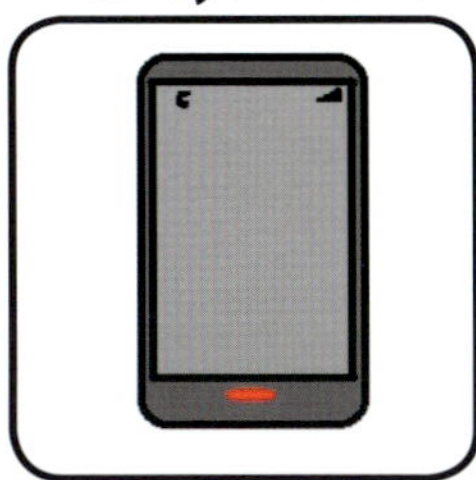

Fernseher

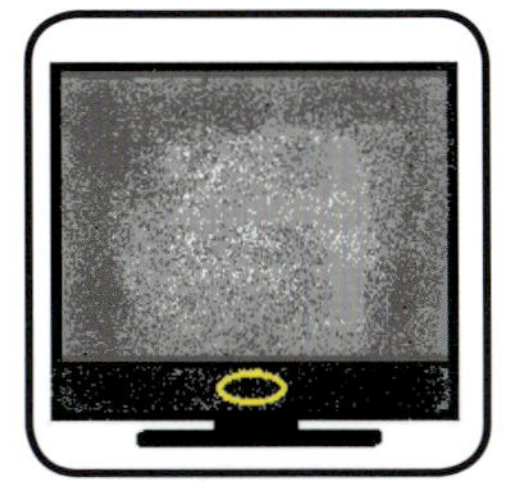

Aufzug

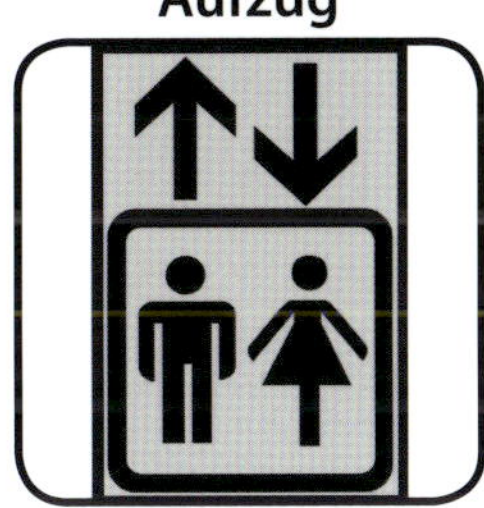

Treppe

Bus

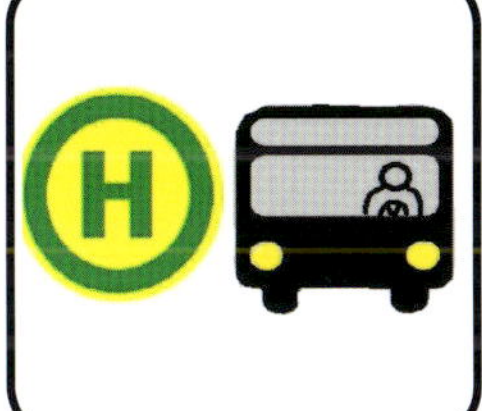

Zug

Auto

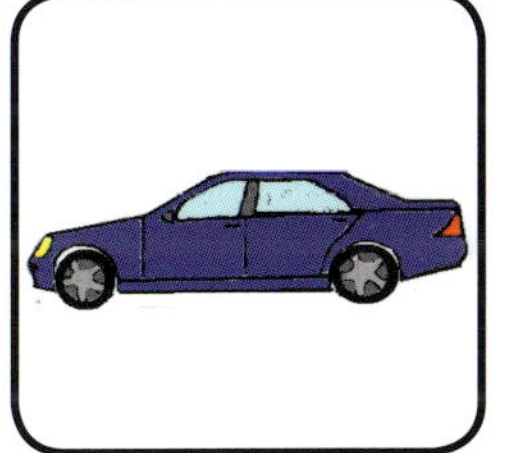

Taxi

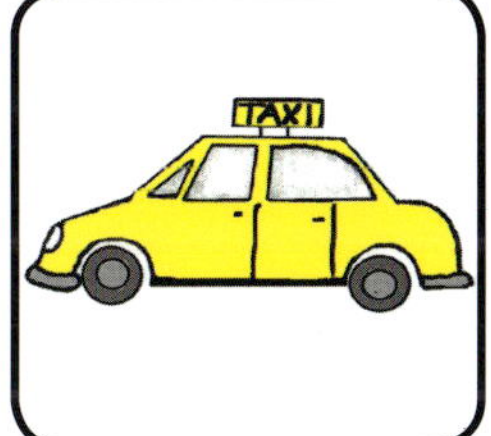

Nützliche Symbole
Fort-Bewegung

A	B	C	D		E	Ä	CH
F	G	H			I		CK
J	K	L	M	N	O	Ö	SCH
P	Q	R	S	T	U	Ü	SP
V	W	X	Y	Z			ST

Ja = 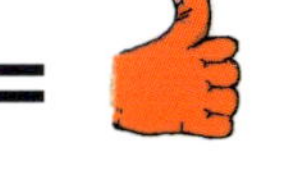 Nein = 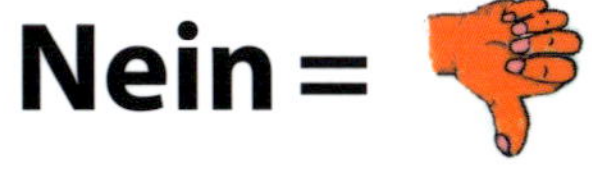

1	2	3	4	5
6	7	8	9	0

10	20	30	40	50
60	70	80	90	100

100	200	300	400	500
600	700	800	900	1000

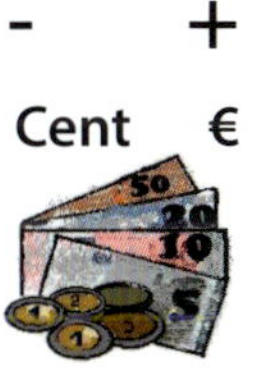

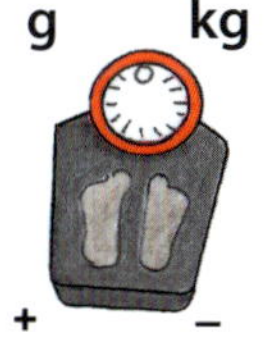

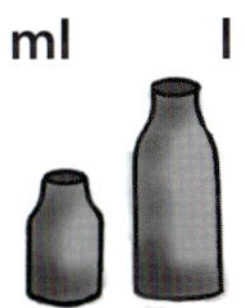

Zahlen – Maßeinheiten

44
eigene Bilder

eigene Bilder

Autorin:
Ingrid Gottstein, Bopfingen
Ergotherapeutin

Bilder:
Ute Müller, Langenselbold
Ingenieurin für Landespflege

Für die Unterstützung und Anregungen bedanken wir uns bei:

- Susanne Gluiber-Hofelich, Kinderkrankenschwester
- Eva Hartmann, Kaufmännische Angestellte
- Monika Hoßfeld, Erzieherin und Kita-Leiterin
- Arnold Kappel, Kfz-Sachverständiger
- Gabriela Karl, Dipl. Sozialarbeiterin
- Jutta Kraak, Freiberufliche Kulturwissenschaftlerin
- Jutta Kuch, Krankenschwester
- Helga Lorenz, Fachkrankenpflegerin für Palliative Care
- Verena Lorenz, Gesundheits- und Krankenpflegerin mit BA angewandte Pflegewissenschaft
- Birgit Morris, Krankenschwester u. Palliativfachkraft
- Janine Piper, Leiterin Seniorenbegegnungsstätte
- Vera Plock, Logopädin
- Eva-Maria Rothaupt, Bildungswissenschaftlerin M. A., Übersetzerin für Leichte Sprache
- Willi Rudolf, Kreisbehindertenbeauftragter
- Andrea Rüb, Verwaltungsangestellte im Sozialamt
- Dr. Xenia Vosen-Pütz, Gerontologin